四季の野菜と玄米でつくる

# スッキリ 美腸ごはん

山口眞利枝 Marie Yamaguchi

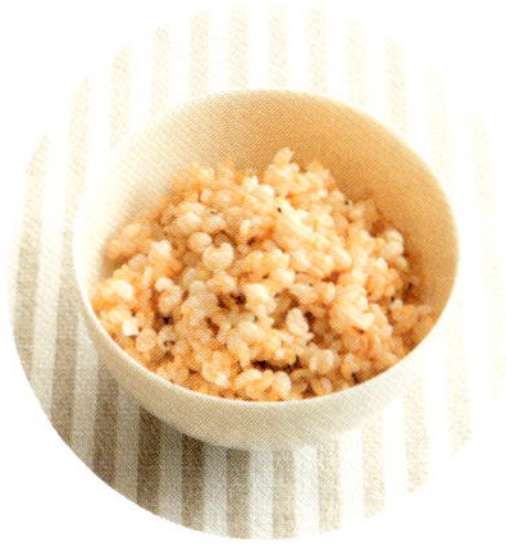

学陽書房

# 推薦のことば

## Comment to
## Ms. Marie Yamaguchi's Cookbook

広島は、世界平和の都市として広く知られています。私自身もずっと以前から訪れてみたいと思っていましたが、あるとき、眞利枝さんから「広島に来て、講義をしてほしい」とお誘いをいただきました。彼女のお陰で、かねてからの自分の夢をかなえることができ、今はただうれしく思うばかりですが、その広島の地で、眞利枝さん自身は、ナチュラルでバランスのとれた暮らしの提案をテーマに、料理教育の活動を続けてこられました。その間、つねに、誰もが健康で幸せであることを願いながら、献身されてきたのです。彼女の料理教室では、自然でからだによい食べもの、それはつまり、バランスよく、栄養の詰まった食べものであるということだけではなく、現代社会において環境との調和、平和、幸せの実現をサポートするエネルギーにあふれた食べものを使った料理法を教えています。

眞利枝さんの料理のバックグラウンドは、長い間、ご主人やお子さん、お孫さんなど、彼女自身の家族に向けて毎日食事作りをしていくことにありました。家族のために作り続けている中で、どんどん彼女自身の料理がかたちづくられ、そこからさらにそれらを発展、展開させていき、マクロビオティックの領域へと洗練させていったのです。欧米での数多くの学びも、彼女のたいせつな経験といえます。そこで出会った幅広い知識や知恵、食べものをはじめとした食への柔軟なアプローチというものを、自分自身の中に習得していきました。それ故に、彼女の料理には深み、また、素朴さならではの美しさというものが感じられるのです。さらには、多忙で台所に立つ機会がなかなかもてない人にも、すぐに実践してもらえるような手軽さ、実用性も兼ね備えています。

より多くの方々に本書を手に取っていただき、楽しみながら、眞利枝さんの経験や知識、すばらしいレシピとメッセージを味わい、共有していただけたらと願っています。

KIJ エデュケーション ディレクター

パトリシオ・ガルシア・デ・パレデス

# Prologue

## ——マクロビオティック・イノベーション

人は何のために生まれてきたの？
どうして私はここにいるの？

そんなことを、考えたことはありませんか？　じつはこれ、私が子どもの頃からの疑問でした。父に聞いても母に聞いても納得できる答えは得られず、学校で教えてもらえるわけでもなく、哲学書や宗教書などあらゆる本を読んでも、お経をあげてみてもわからなかったことでした。それが、マクロビオティックに出会い、毎日、玄米をよく噛んで野菜などとバランスよく食べていったら、カラダにもココロにも自然な心地よさが訪れ、「そういうことだったんだ！」と目からウロコが落ちたのです。ポロッと！　私のココロの奥底にあった根本的な「もやもや」がスッキリした瞬間でした。

玄米は、そもそも、穀物の「たね」です。その「たね」をおなかの中に入れるということは（つまりご飯を食べるということですが）、芽を出し、成長して伸びるエネルギーがカラダ中に満たされていくこと。そうして、玄米のエネルギーがカラダ中いっぱいになってようやく、私の「人生の芽」が出始めたのでした。これって、すごいことだと思いませんか！

人類に進化をもたらすもの、それはまさに穀物の「たね」であり、私たちは、生物的に進化する「たね」だったのです！！！　マクロビオティックは、私にそう気づかせてくれました。生きるということは自分の殻を破って芽を出し、成長していくこと。そして私たちは、みんなで「いのち」のバトンを引き継ぎながら、進化を無限に繰り返している途中なのだということに気づいたのです。でも、この表現、少しわかりづらいかもしれません。なぜなら、これ、私が玄米を16年間食べ続けてきて、やっとつかんだ感覚なのですから。

生物の進化は、生と死の繰り返しによってあたえられる恩恵です。たとえば、種が土に落ちて芽を出し、伸びて花が咲き、実がなって熟して落ち、その実の中にある種がまた次の芽を出す。また、たとえば、鮭は卵を産み、役割を終えると死を迎え、新しい生命が誕生し、絶えることなく「いのち」をつないでいく。「いのち」あるものはすべて、この、とてつもなくすばらしいシステムの中に組み込まれているのです。
そして、同じことが、人のカラダの中でも毎日起きています。古い細胞と新しい細胞とが、日々入れ替わります。爪や髪の毛も伸びていきます。肌がほぼ28日周期で生まれ変わるのは、スキンケアにちょっと詳しい女性ならご存じでしょう。
臓器や血液も、食べたものによって、毎日、毎時間、毎秒、生まれ変わり、再生されていきます。その現象は人生にも見られます。たとえば、呼吸（吐いて吸うの繰り返し）、妊娠から出産（母体に入り、出る）、入園・入学から卒業、恋人たちの出会いから別れ、生と死……。宇宙は絶えずこのさまざまな始まりと終わりのシステムを、長い時間の中で繰り返し、あらゆるものを育てているのです。
始まりと終わりが織りなす生命のリレーは、今、この瞬間を生きるためにあるのだと、マクロビオティックは教えてくれたのです。

これから私たちが目指す方向は、脳の進化とココロの豊かさ、そして創造力の開発です。"料理"という魔法を使って、人は飛躍的に進化を遂げていくことになるでしょう。食べものの質と食べ方、さらに言えば、調理法が人にあたえる影響がひも解かれたのです。
あなたの人生の目的に合わせて、そして、カラダとココロの健康と美しさを目指して、「food スタイル」を選んでください。私自身、実際にマクロビオティックを実践することで、まずは腸がスッキリし、そしてその他の内臓も、ココロもスッキリし、人生がすばらしいものに変化していきました。あなたの人生にも、「それ」は、必ず起こるはずです！　なぜなら、マクロビオティックを実践した多くの生徒さんたちが、どんどんきれいになり、夢や希望をかなえていくところを、私は、実際に、この目で、見てきたのですから。そして、それは、今現在も続いています。
この本を手に取ってくださったあなたにも、今まさに、そのチャンスがめぐってきました。予想以上のすばらしい変化が、カラダとココロに起こることでしょう。ぜひ、玄米と四季の野菜を使って楽しく料理をして、そして、よくよく噛んで召し上がってください。
腸がスッキリ美しくなって、そしてカラダもココロもどんどんスッキリ美しくなります！

# CONTENTS

# 食べてスッキリ！<br>こんなに簡単、こんなに気持ちいい

——カラダの声に耳を澄ませて♪

あなたは、自分の“カラダの声”が聞こえていますか？

“本当の自分”に出会いたいと思うことはありませんか？

また、「食べものを変えると、あなたの未来が変わる」と言われたら、どうでしょう。驚きませんか？

「スッキリした感覚」というものは、自分自身で味わうもの、つまり、カラダを通してココロが感じるものです。そして、その感覚は、誰もが味わうことができるものです。

わたしたちは毎日、いろいろなものを食べていますが、その食べもの、食べ方をシンプルにして、便秘知らずの元気な腸の状態にすることで、驚くほど「スッキリ！」した健康なココロとカラダを手に入れることができます。食べたものが、血となり肉となり活動のエネルギーとなり、また、不要なものをカラダに残さずスムーズに排出させていくことは、とても自然なことですが、あまりにも当たり前すぎるため、その簡単で大切なことを、多くの人が見すごしてしまっているようです。

スッキリすると、明るく軽やかな笑顔になる。

スッキリすると、肌がツヤツヤして透明感が出る。

スッキリすると、親切でやさしい気持ちになる。

スッキリすると、感情がおだやかになる。

スッキリすると、身のまわりの掃除がどんどん上手になる。

スッキリすると、決断と行動のタイミングがピタリと合う。
スッキリすると、自分の生まれてきた目的を思い出す。

スッキリしたココロとカラダでいるために重要となるのが、毎日、何を、いつ、どのくらい食べるかということ。この、何を、いつ、どのくらい食べるかが、まさに明日の「スッキリ！」をかたちづくっていくのです。「そんなこと、わかっているけれど、どうしても肉やチョコレートがやめられない……」と思っている人は（人こそは）、ぜひ、新しいライフスタイル＝「マクロビオティック」をスタートさせましょう。きっと、ステキな“自分”に出会えます。マクロビオティックには、あなたの知りたい“知恵”や“ヒント”がいっぱい詰まっています。そして、それを知った人は、自分自身の力と意志で、自らを健康で幸せな状態へと導いていくことができるのです。

実際にわたし自身が、マクロビオティックを始めて、それまで慢性的にあった便秘がすっかり解消し、その後、顔色がみるみるよくなり、気持ちが安定して怒りを覚えることも、疲労を感じることもほとんどといってよいくらいなくなりました。そして、もっともっといろいろなことを知りたいという探究心や好奇心、さらには行動力、実行力が、若い頃よりも、いえいえ年々増しています。料理教室をしながら、海外にも毎年のように出かけていますし、ココロやすらぐ家族に囲まれ、気持ちを分かち合える友人にも巡り合えて、心身ともに豊かな日々を過ごすことができています。

マクロビオティックに出会い、食べものを変え、食べ方をシンプルにしたら、プラスがプラスをさらに呼び込むように好循環がめぐり、人生がこんなにもステキになりました。わたしにとってはまさに奇跡。そして、その“奇跡”は、食べものを変え、食べ方を変え、腸を元気に美しくととのえていくことで、誰にでも起こすことができるのです！

# マクロビオティックで<br>スッキリ美腸に！

あなたは、自分がどんな人になりたいのか、どんな姿や顔立ちになりたいのか、どういう生き方をしたいのか、そういったことを考えながら、食事をしていますか？

マクロビオティックでは、しばしばつぎのフレーズが強調されます。

“You are what you eat.”

——わたしたちは自分自身が食べたものでできている。

マクロビオティックとは、そもそも、「料理」を柱に、「食べ方」「ボディーワーク」「手当て法」「望診法」などのさまざまな方法を介して、総合的かつホリスティックにカラダとココロをととのえていくための調整法です。健康でしあわせな生活をおくるうえで必要となる知恵がたくさん詰まったアドバイスとなるものです。

## スッキリするって、どういうこと？

一番わかりやすい状態は、毎日のお通じがスッキリスルリと「快腸」であること。これは、誰にでも確認できる健康のバロメーターです。腸が軽くてスッキリしていれば、頭もスッキリ！　あれこれ思い煩うこともなく、あるものがあるがままに見えてきます。また、腸と同様に不調のもとは血液の汚れからも始まるといわれます。酸化して汚れた血液をきれいにすれば、頭痛も生理痛も改善されて健康は復活、愚痴や心配性もどこかへ消えていきますし、肌はツルツル、お化粧のノリもバッチリで、自然に笑顔があふれてきます。そして何よりも、人生がスッキリします。

## スッキリするためには、どうすればいいの？

「自分で料理をして食べる！」——これがマクロビオティックでスッキリするための実践法です。玄米や豆などの「穀物」、有機栽培や無農薬で育てられた自然のエネルギーが詰まった「野菜」、味噌や納豆、梅干しのような伝統的な「発酵食品」、ミネラル豊富な「海藻」といった身近にある食材を、できるだけ丸ごとで、そしてシンプルに組み合わせて調理し、エネルギーに換えていきます。その食べものからいただいたエネルギーを無駄なく無理なくポジティブに人生に活かしていくことで、ココロもカラダもスッキリと充実感に満たされて、さらには人生の真の目的や使命が見えてくるから不思議です。

## スッキリ美しくなるためには、何を食べればいいの？

玄米に代表される“穀物”と自然のエネルギーが詰まった元気な旬の“野菜”が基本です。ただし、目的を「食べる」ことだけに置いてしまうと、いつも「食べもの」「食」にとらわれて、スッキリの状態からは逆に遠ざかってしまうので要注意です。目的はあくまでも、「自分がどうなりたいか！」です。それを生み出すためのエネルギーを、毎日の食べものから上手に選びます。カラダはすばらしい製造＆再生工場ですが、正しい割合で食べることが大切です。下記の「マクロビオティック標準食のガイドライン」の図の割合を参考にして、穀物や野菜を主役にした簡単でおいしい調理法と、スッキリするための食べ方を身につけて、人生のステキな扉を開けてください。

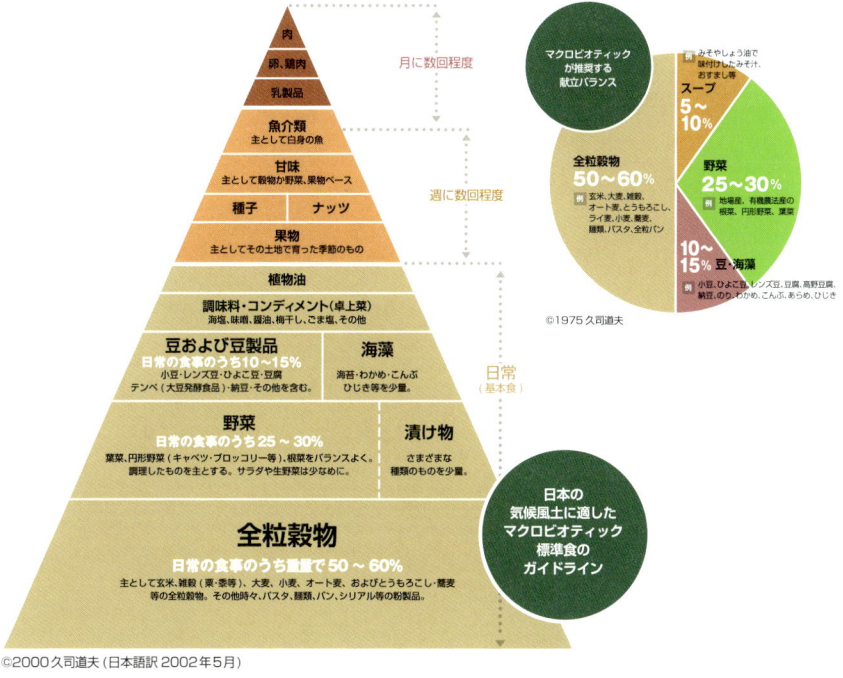

©2000久司道夫（日本語訳 2002年5月）

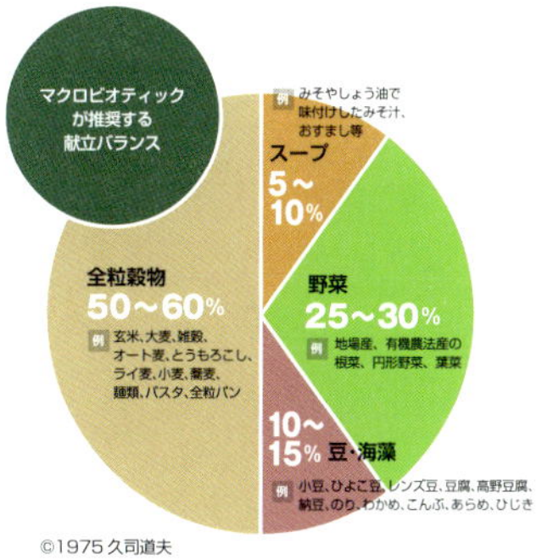

©1975久司道夫

# スッキリ美腸になるための<br>4つのポイント

## point 1 陰陽のものさし

マクロビオティックでは、この世に働くすべての力を「陰」と「陽」という言葉で表し、その実際において、この「陰」と「陽」というとてもシンプルな「ものさし」を使ってさまざまなものを見分け、判断していきます。もちろん、食べものも陰と陽に分けることができますし、物事やカラダの状態、男女の違いなども陰陽で見分けていくことができます。陰と陽は磁石のように引き合い、男女のように一つに結ばれることもあれば、上と下、右と左、昼と夜、空と大地というように相反する性質を分けるものさしにもなります。はじめての人には、ちょっとわかりにくいかもしれませんが、陰陽のことを少しずつ理解できるようになると、そのときの自分の体調や考え方、感情の変化、食べものの偏りまで分析できるようになり、自分自身でカラダとココロのバランスをととのえることができるようになっていきます。

陰＝遠心性、外へ向かう力、ゆるめる力（ゆるむ、広がる、静）
陽＝求心性、内へ向かう力、引きしめる力（固まる、縮む、動）

陰と陽は相反するものですが、互いによってバランスをとるものであり、この相反する力の調和がすべてのものを個性的に存在させています。陰性が強すぎれば適度な陽性で、陽性が強すぎれば適度な陰性で中和し、調和させていくというメカニズムが理解できると、食生活をはじめ人間関係など、さまざまな出来事のバランスがとりやすくなります。

## ＜陰陽の例＞

| | 陰性▼ | 陽性▲ |
|---|---|---|
| 力 | 遠心力 | 求心力 |
| 方向 | 上昇・垂直 | 下降・水平 |
| 傾向 | 拡散・分離 | 収縮・結合 |
| 働き | 不活発・ゆっくり | 活発・速い |
| 形 | 大きい・縦に長い | 小さい・横に長い |
| 長さ | 長い | 短い |
| 太さ | 細い | 太い |
| 感触 | やわらかい | かたい |
| 音 | 高温・小さい | 低温・大きい |
| 元素 | カリウム(Ca) | ナトリウム(Na) |
| 生体 | 植物性 | 動物性 |
| 性別 | 女性 | 男性 |

| | 陰 | | | | | | | | 陽 |
|---|---|---|---|---|---|---|---|---|---|
| 形状 | 波動 | ← | 気体 | ← | 液体 | → | 軟体 | → | 固体 |
| 温度 | 寒い | ← | 冷たい | ← | 適温 | → | 温かい | → | 熱い |
| 味 | ピリ辛い | ← | 酸っぱい | ← | 甘い | → | 塩からい | → | 苦い |
| 色 | 紫 | 青 | | 緑 | 黄 | 橙 | | 茶 | 赤 |
| 感情 | 哀 | | 楽 | | 静 | | 喜 | | 怒 |

## point 2 中庸に向かう昔ながらの和食

古来、わたしたち日本人は穀物を多く食べることで、中庸というバランスをとってきました。食事の時間になると「ごはんですよ〜」と声がかかるのは、その象徴といえるでしょう。主食はご飯、まずは穀物なのです。戦後しばらくまで一般的であったご飯と味噌汁、煮物に青菜のおひたし、漬け物、ときに魚を少々……そんな「ご飯」が主役だった日本の食卓＝和食は、すばらしい健康的食文化と、今、改めて見直されています。この伝統的な日本の和食をベースに現代生活の変化に合わせて構築されたものが、マクロビオティックの標準食です。そこには、健康でスッキリ美しく生きるためのバランスが示されています。

食べものの種類、質、量、食べる時間、調理法、住んでいる地域によって、陰陽は変わります。マクロビオティックでは陰陽のバランスを主に料理でとり、食事としてカラダに摂り込んで中庸のレベルにととのえていきます。日常的に穀物や野菜を秩序よく食べることによって、カラダとココロの陰陽バランスは保たれ、環境の変化とも上手に付き合えるようになるのです。

## point 3 よく噛む

少量にしてよく噛む。この効用には計り知れないものがあります。玄米を一口50回、100回、200回……と咀嚼するごとに消化酵素となる唾液がしっかりと分泌され、体内での消化がたすけられて栄養の吸収力もアップします。このとき重要になるのが、エネルギー量の高い食べものを選ぶようにすること。その代表が穀物なのです。穀物は植物の中でもエネルギー量が高く、栄養素も豊富。とくに全粒穀物は「たね」であるため、いのちの芽を出す情報がすべて含まれています。

人間の歯の割合から見ても、その70％が穀物をすりつぶすための臼歯であることから、食事の半分を全粒穀物とすることが、人間のカラダの構造的にも栄養的にも、そして消化を円滑にするためにも効率がよいといえるでしょう。また、咀嚼の繰り返しによって顔の筋肉が鍛えられ、表情も豊かになって、美しさはさらにアップします！

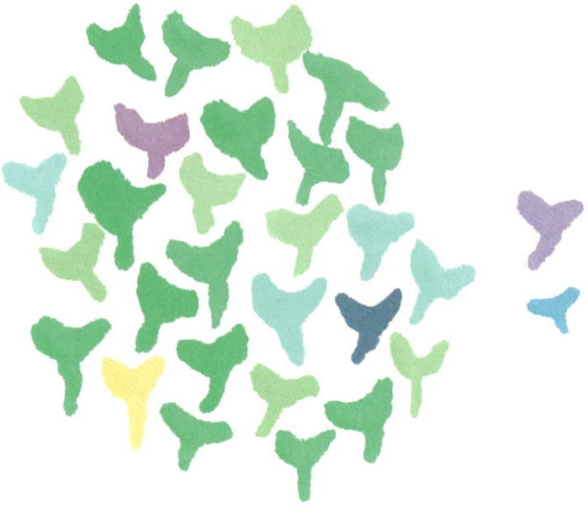

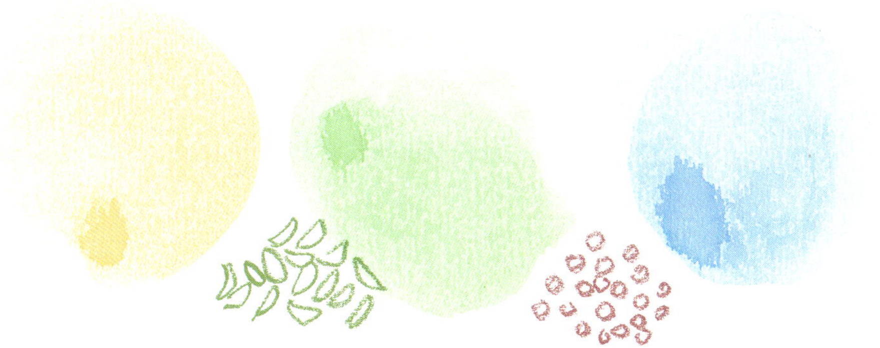

## point 4 身土不二と一物全体

保存方法や流通が進歩したお陰で、季節外れの食べものも、遠くの土地の食べものも、手軽に入手できるようになりました。楽しみが増えた半面、食事は本来の季節や気候風土に合わないものとなり、原因不明の体調不良を訴える人が増えてきました。たとえば、夏に体温を上昇させる肉や魚、卵などを食べすぎたり、冬に体温を下げるなすやトマト、きゅうり、熱帯産の果物やアイスクリームを食べたりと、自然の摂理に反した食べ方をすることで、カラダとココロが混乱を起こしてしまうのです。その結果、いつもスッキリしない状態が続き、便秘をはじめ冷え性、頭痛、めまいなどの症状が起きたり、常に悩みが絶えないということにも。

気候風土に合った食べ方について、マクロビオティックでは「身土不二（しんどふじ：身体と土地は分かちがたく結びついているということから、できるだけ自分の暮らす土地で、その季節に採れた旬のものを食べることでその土地の風土に適した身体になり、健康を維持することができるという考え方）」をキーワードとしますが、カラダとココロの健康を保つためにも、毎日の基本の食事においては、自分が生活の拠点としている地域からなるべく近いところで採れた新鮮な玄米や野菜を料理して食べるようにします。そして、「いのち」あるものはすべてそれ一つで調和が保たれており、余分なものや無駄なものは何一つないということからも、食べ方においては「一物全体（いちぶつぜんたい：食べものの「いのち」をまるごといただくということ）」を原則とし、野菜においては基本的に皮をむかず、根から葉までのすべてを調理して食べるようにします。

# スッキリ美腸になるための食べ方

スッキリ美腸になるための食事は、とてもシンプルで繊細です。季節は刻々と変化してとどまることがありませんが、その日々の変化と調和しながらスッキリした状態でいたいと思ったら、無理なダイエットよりも、旬の食材をバラエティー豊かにバランスよく取り入れ、さまざまな調理法で食べて、便秘をしないカラダにしていくことの方が効果的です。

## 食材の割合

**＜基本となる食材のキャスト＞**

| | |
|---|---|
| 主　役 | 全粒穀物（玄米や玄麦、雑穀など）→食事全体の 50 ～ 60% |
| わき役 1 | 季節の野菜→食事全体の 25 ～ 30% |
| わき役 2 | 豆や海藻、乾物→食事全体の 10 ～ 15% |
| わき役 3 | 汁物またはスープ→食事全体の 5 ～ 10% |
| 名わき役 | 梅干し、たくあん、ごま塩、鉄火味噌→体調に合わせて少々 |
| 調 味 料 | 塩、しょうゆ、味噌、玄米酢、玄米甘酒、米あめ、てんさい糖など<br>→体質や活動量に合わせて少々 |
| 特別出演 | 魚介類、鶏肉、卵、乳製品、その他動物性食品<br>→活動量に合わせてたまに<br>（女性は月 2 ～ 3 回程度、男性は週 2 ～ 3 回程度が目安） |

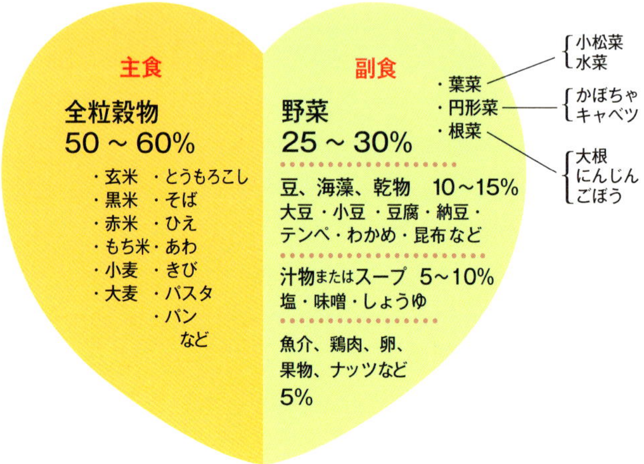

食材の割合をベースに、調理法を変えながら料理していくことが基本です。

**〈主役〉**玄米に代表される全粒穀物が欠かせない主役となります。穀物は食物繊維が多く、脂質やたんぱく質、ビタミンB群、炭水化物などの豊富な栄養素を含み、心身のバランスをキープしやすい良質の食べものとされています。古代から世界中のいたるところで米や麦、雑穀、とうもろこしなどの全粒穀物が主食として食べられてきたのは、まさに古代人の知恵です。

**〈わき役1〉**わき役1の季節の野菜は、彩りもよく、カラダを温めたり冷やしたりと、素晴らしい働きをしてくれます。

**〈わき役2〉**豆、海藻、乾物はカラダの浄化と再生をたすけます。

**〈わき役3〉**汁物、スープは血液の状態を弱アルカリ性に保つすぐれものです。

**〈名わき役〉**体質強化の必須アイテムです。

**〈調味料〉**味の決め手です。塩の出番は少量ですが、「いい塩梅《あんばい》」という言葉があるように、最後に陰陽のバランスを決める重要な役割となります。

## できたてを食べる

栄養を効果的に摂り込む一番のポイントは、「できたて」を食べること。そうすることで、たとえば野菜や味噌汁に含まれる酵素をよりよく吸収することができます。酵素が体内に入ると、毎朝のお通じが快調に！　これこそが美肌を、そしてスッキリとした美しさを手に入れる秘訣なのです。調理から時間がたった食べものや、冷凍をレンジであたためた食べものの酵素量は格段に少なく、栄養効果も低いといわれます。

## 目安は1週間→28日→3か月……

まずは「1週間」を目標にして本書のレシピを料理し、食べてみてください。しだいに便通がととのい始めます。その後、肌の細胞が入れ替わるターンオーバー期間に入り、28日目には肌の不調や生理痛などが軽減され、さらに3か月がたつと血液の状態がよくなり、頭痛や貧血が改善されていくことでしょう。その頃には、疲れにくくなった自分にも出会えるはずです。

その後、1年、3年、7年、14年、21年を目安にしていきますが、それは、その周期でカラダの浄化が促され、深い排泄が起きると東洋医学ではいわれるためです。ぜひ、よい変化を楽しみに続けてみてください。

# スッキリ美腸になるための調理法

同じ食材でも、蒸したり、ゆでたり、炒めたり、長時間煮込んだり、オーブンで焼いたり……と調理法が変わることで、カラダに伝わる食べものの影響やエネルギーの状態は変わります。カラダのどこをどうしたいのか、ココロの状態をどのようにしたいのか、料理をする前に「なりたい自分」を明確にイメージし、それから食材と向き合うとよいでしょう。

おいしいは「美味しい」、つまり「美しい味」と書きます。口の中の刺激だけではなく、真にカラダとココロが落ち着いて満足する豊かな味が、美しいあなたをつくっていきます。

## カラダとココロの調子に合わせた「火」と「水」の使い方

調理とは、陰と陽の秩序をととのえること。そして、料理の目的は物質の流動化です。たとえば、玄米は水（陰）につけてから火（陽）でやわらかく炊いたり、野菜は火の通りやすい大きさに切って、水（陰）と火（陽）で炊きます。水を加えて水溶化し、火にかけて波動化することで、食べものをカラダの中に消化吸収しやすいかたちにするのです。そのベースは火（陽）と水（陰）がキーポイントなのです。

・蒸す、ゆでる、浅漬け→ココロが軽くなり、やる気が起こる
・生食、油で揚げる、さっと強火で炒める、焼く、マリネ→気持ちを開放してゆるめる、こだわりを手放す

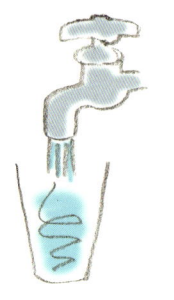

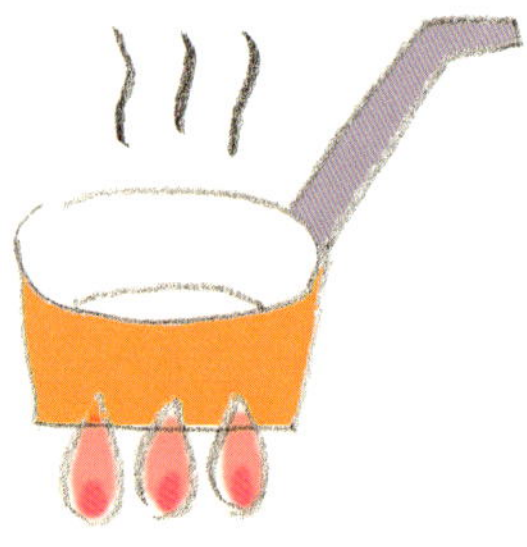

・炊く、コトコト弱火で煮る➡気持ちを落ち着ける
・じっくり煮込む、圧力をかける、長時間炒める➡集中力をつける
・煮しめる、オーブンで焼く、水でもどす（乾物類）➡意志を固める

## カラダとココロの調子に合わせた味付け

食べものが変わるとカラダが変わり、カラダが変わるとココロも変わっていきますが、味付けはその大事な要素の一つ。陰陽のバランスは、味付けによっても影響を受けるからです。

味付けは、料理の陰陽を左右する最後のキメの大切な要素となりますが、仕上がりの味付けですべてが完了したわけではありません。食べた人のカラダに入り、食べものとカラダが調和したところで、はじめて満足のいく食事となります。もちろん調理法に偏りがなく、薄味であれば、多くの人にとってバランスがとりやすくなります。たとえば、活動量が多く、濃い味が必要な人は、ふりかけ（コンディメント）やソース、ドレッシングなどで自分に合わせた味の調節ができるからです。食材はもちろん、調理法や味付けにおいても適度なゆるむ力と引きしまる力のバランスがとれていると、スムーズな代謝活動が全身に促され、スッキリした心地よいカラダとココロの状態にととのっていきます。

## 足し算ではなく引き算で

体調や気分がすぐれないというときや、なんだかスッキリしないと感じるときは、何かを加えていく発想ではなく、上手に「引き算」をしていく発想が大切です。とくにカラダのトラブルがはっきりと出てきているようなときは、調子を上げるために必要なものを摂り込もうとするのではなく、休養を心がけ、自分自身のカラダの声をじっくり聞いて、その原因となるものを減らしたり、避けるようにしてから、カラダの中にたまってしまったものの排泄をたすける食材を選んで、薄味から試していくとよいでしょう。

食べたものを体内で無駄なくエネルギー化させていくためにも、過剰は禁物です。少なめからの発想で、調理法や味付けで、できるだけ「中庸」にととのえていくことがスッキリ美腸になるための調理のポイントです。

# めぐる季節に合わせたバランスのとり方

マクロビオティックでスッキリ美人になるために、陰と陽のものさしを用いることを前述しましたが、さらに詳しくカラダとココロの状態を見極め、バランスを上手にとっていくために、めぐりゆく季節と「陰陽五行」の考え方によるアドバイスを補足していきます。

日本は温暖湿潤気候であるため、はっきりとした季節の移り変わりが見られ、一年を木（春）、火（夏）、土（晩夏）、金（秋）、水（冬）に分けることができます。そして、臓器の働きや食べものの性質なども陰陽五行にあてはめ

**陰陽五行と季節のめぐり**

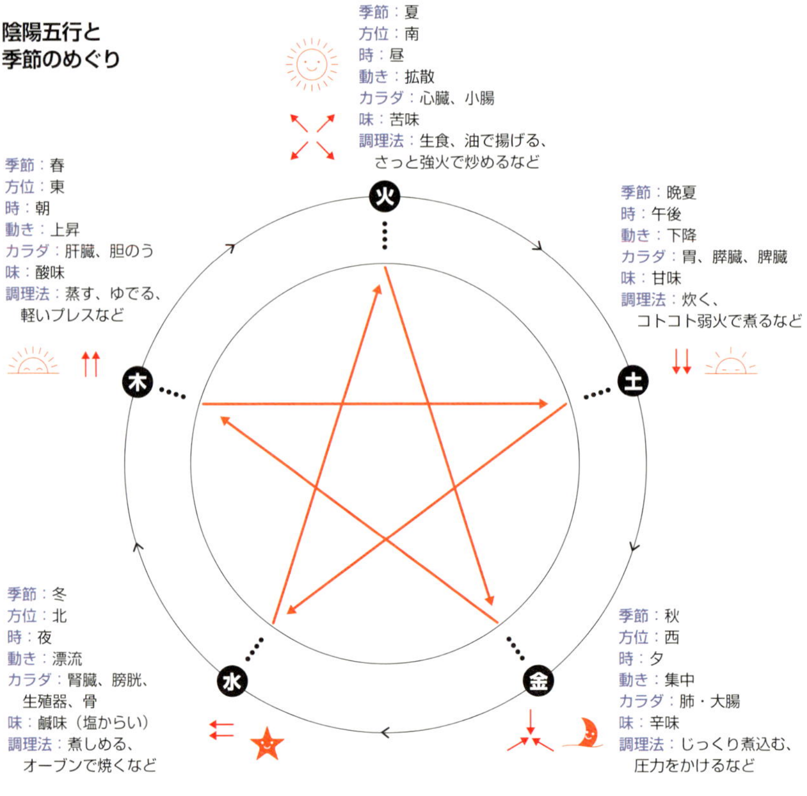


＊丸いめぐりは「生かす」関係、星印のめぐりは「抑える」関係。

ることができるのです。これはもともと、中国で生まれた「陰陽思想」と「五行思想」が結びついて生まれたものですが、たとえば、季節や時間によって活発に働いたり、停滞したりする臓器の状態を知り、そこに働きかけるための食べものや食材、調理法、味付けなどのメニューを決めるときに、たいへん役立つ羅針盤となります。

**木・春………上昇：解放のエネルギー**
**火・夏………拡散：拡がるエネルギー**
**土・晩夏……下降：落ち着いたエネルギー**
**金・秋………集中：固まるエネルギー**
**水・冬………漂流：内にこもり漂うエネルギー**

## 春 木 上昇：肝臓・胆のうが活発になる季節

大地から植物が芽を出し、吹き上げ、上に向かって伸びるエネルギーが活発になります。気温も徐々に上昇し、いのちがいっせいに芽吹き始める季節。人や動物もウキウキして出かけることが楽しく、感情も外に出やすくなります。また、やる気も起こり、新しいことを始めるには絶好のチャンス！

**カラダのサイン**

肝臓→目、眉間、足の親指内側　　胆のう→足の薬指
弱っている→目の疲れ、肌が茶色っぽい、だるい、かゆみがある

**ココロのサイン**

肝臓、胆のうが元気→忍耐力、持久力、穏和、勇気、ひらめき
肝臓、胆のうが不調→イライラ、怒りっぽい、ヒステリー、短気

**木のエネルギーをもつ食べもの**

小麦、大麦、はと麦、わかめ、青菜、グリーンピース、菜の花、木の芽、たけのこ、山菜、スプラウト、セロリ、ねぎ、ひよこ豆、レンズ豆、青りんご、いちご、豆腐、発酵食品（納豆、テンペ、梅干し、甘酒、浅漬けなど）、ビール

**おすすめの調理法**

蒸す、ゆでる、軽いプレスなど

**おすすめの味付け**

酸味・薄味（白味噌、甘酒、梅酢など）

## 夏 火 拡散：心臓・小腸が活発になる季節

四方八方にはじけるエネルギーが活発になり、山は緑が濃くなって草木が生い茂り、花が咲く季節。大気は一年中でもっとも活発になるため、気温はどんどん上がり、人は活動的になりますが、逆に食べものはカラダを冷やす陰性のものがほしくなります。暑くなると服装は薄着になり、毛穴が開くため、汗やニオイ、脂なども体外に排出されやすくなっていきます。

**カラダのサイン**

心臓→鼻頭、手の小指の内側　　小腸→下唇中央、手の小指の外側、おでこ中央

弱っている→のぼせ、動悸、頭痛、鼻の頭や顔が赤い、下痢、貧血

**ココロのサイン**

心臓、小腸が元気→朗らか、落ち着いて発展的、直観力がある

心臓、小腸が不調→興奮、パニック、おしゃべりが止まらない

**火のエネルギーをもつ食べもの**

とうもろこし、オートミール、きび、枝豆、白花豆、もやし、きゅうり、トマト、なす、冬瓜、レタス、冷や奴、スイカ、ぶどう、メロン、アボカド、ナッツ類、香辛料、ワイン、ジュース、そうめん、ところてん、糠漬け

**おすすめの調理法**

生食、油で揚げる、さっと強火で炒める、焼く、マリネなど

**おすすめの味付け**

苦味（香辛料、スパイス、ハーブ、黒ごま、塩など）

## 晩夏 土 下降：胃・膵臓・脾臓が活発になる季節

いったん停止して安定した大気が下降するエネルギーとなり、動きを止める季節。夏の終わりを感じて、人は落ち着きを徐々に取り戻していきますが、胃腸の冷えや疲れから夏バテが出てきて、食欲がなくなったり、甘いものがほしくなる頃でもあります。

**カラダのサイン**

胃→上唇、足の人さし指と中指　　膵臓→鼻柱、足の親指の外側

脾臓→こめかみ

弱っている→肌荒れ、低血糖、過食、食欲不振、上唇の荒れ、ヘルペス、外反母趾、手や肌の色が黄色、そばかす

**ココロのサイン**

胃、膵臓、脾臓が元気→思いやり、理解力、知性が高い

胃、膵臓、脾臓が不調→不安、心配、うつ状態、嫉妬

**土のエネルギーをもつ食べもの**

雑穀（あわ、ひえ、アマランサスなど）、もち米、大豆、玉ねぎ、キャベツ、かぼちゃ、かぶ、ブロッコリー、カリフラワー、いんげん、聖護院大根、にんじん、切り干し大根、ヘーゼルナッツ、桃、梨

**おすすめの調理法**

炊く、コトコト弱火で煮るなど

**おすすめの味付け**

甘味（野菜の自然な甘味、米あめ、甘酒、てんさい糖など）

## 秋　金　集中：肺・大腸が活発になる季節

集まって固まるエネルギーが活発になり、大気は落ち着いて、一年でもっとも過ごしやすい季節。冬に備える身体づくりが始まるため、何を見てもおいしく感じたり、また味の濃いものに惹かれたりします。夏にアイスクリームなどの冷たいものを食べすぎた人は、この頃に咳や鼻水が出やすくなる傾向があります。

**カラダのサイン**

肺→頬、手の親指　　大腸→下唇外周、手の人さし指、肩

弱っている→咳、肩こり、便秘、唇の荒れ、唇の腫れ、顔が青白い、鼻水

**ココロのサイン**

肺、大腸が元気→幸福感、平静、内省的、分析的、感謝

肺、大腸が不調→不平・不満、悲しくなる、愚痴、落ち込み

**金のエネルギーをもつ食べもの**

玄米、黒米、赤米、高きび、黒豆、金時豆、栗、春菊、小松菜、にんじん葉、大根葉、にんじん、大根、れんこん、ごぼう、自然薯、りんご、きのこ、ひじき、

たくあん、焼きおにぎり、ごま

**おすすめの調理法**

じっくり煮込む、圧力をかける、長時間炒める

**おすすめの味付け**

辛味、渋味、濃い味付け（しょうゆ、味噌、ごまなど）

## 冬 水 漂流：腎臓・膀胱・生殖器・骨が活発になる季節

内にこもって漂うエネルギーに変わり、大気は陰性になる季節。寒さを感じると、人はカラダを縮めて体内の熱が外に出ないように毛穴を引きしめます。秋に甘いもの、とくに砂糖を摂りすぎると、毛穴が引きしまらず、体温が外へ逃げてしまいます。また、水分の摂りすぎも体温が下がり、冷え性の原因の一つとなるため要注意。

**カラダのサイン**

腎臓→耳、目の下、足裏の中央　　膀胱→頭頂部、足の小指

生殖器→顎、目の下　　骨→変形具合、関節

弱っている→むくみ、腰痛、冷え性、アトピー、湿疹、肌が黒い

**ココロのサイン**

腎臓、膀胱が元気→自信、意志が強い、信念がある

腎臓、膀胱が不調→恐怖心、悪夢を見る、自信がない、やる気がない

**水のエネルギーをもつ食べもの**

もち、蕎麦の実、小豆、黒豆、根菜、大根、白菜、かぶ、小松菜、みかん、昆布類、干し柿、ドライフルーツ、乾物類（高野豆腐、切り干し大根、車麩、ベジミート）、セイタン、パスタ、魚

**おすすめの調理法**

煮しめる、オーブンで焼く、二重調理（炒めて煮込む、炒めてオーブンで焼く）、水でもどす（乾物類）

**おすすめの味付け**

塩味（濃い味噌など

## 陰陽五行と カラダのサイン

カラダ：心臓、小腸
チェックポイント：鼻頭、下唇中央など
トラブル：のぼせ、動悸、頭痛など

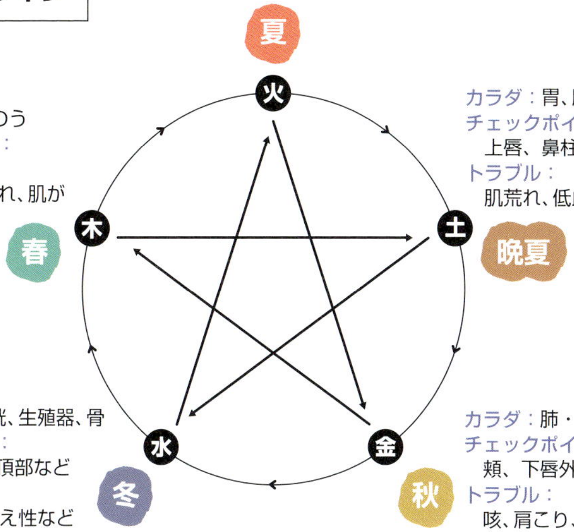


カラダ：胃、膵臓、脾臓
チェックポイント：
上唇、鼻柱など
トラブル：
肌荒れ、低血糖など

カラダ：肝臓、胆のう
チェックポイント：
目、眉間など
トラブル：目の疲れ、肌が茶色っぽいなど

カラダ：腎臓、膀胱、生殖器、骨
チェックポイント：
耳、目の下、頭頂部など
トラブル：
むくみ、腰痛、冷え性など

カラダ：肺・大腸
チェックポイント：
頬、下唇外周など
トラブル：
咳、肩こり、便秘など

## 陰陽五行と ココロのサイン

（笑顔）は調子が良い状態
（困り顔）は調子が悪い状態

カラダ：心臓、小腸
（笑顔）朗らか、落ち着いている
（困り顔）興奮、おしゃべり

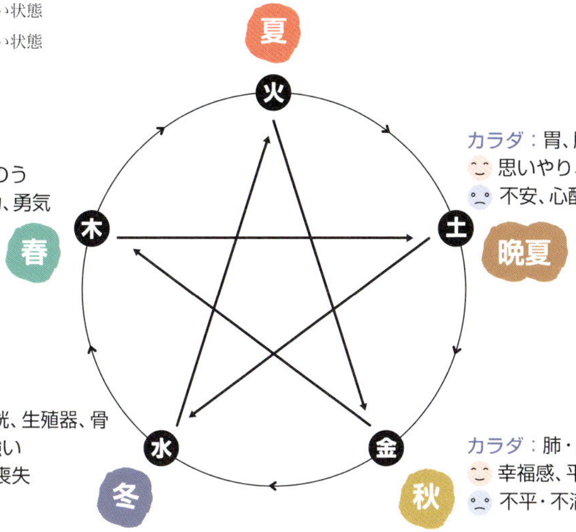


カラダ：胃、膵臓、脾臓
（笑顔）思いやり、理解力
（困り顔）不安、心配、嫉妬

カラダ：肝臓、胆のう
（笑顔）忍耐力、持久力、勇気
（困り顔）怒り、短気

カラダ：腎臓、膀胱、生殖器、骨
（笑顔）自信、意志が強い
（困り顔）恐怖心、自信喪失

カラダ：肺・大腸
（笑顔）幸福感、平静
（困り顔）不平・不満、悲しみ

＊カラダとココロは一体で動くため、臓器の状態は感情に表れます。

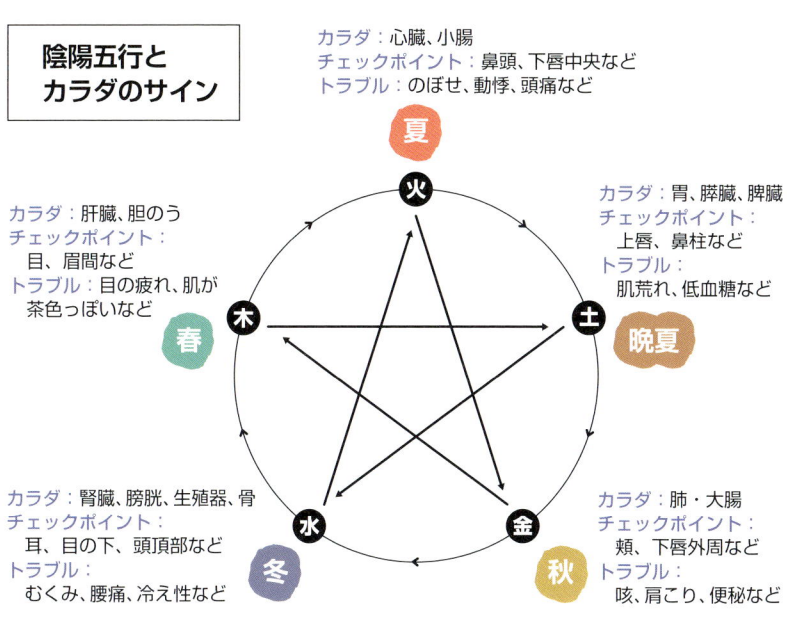

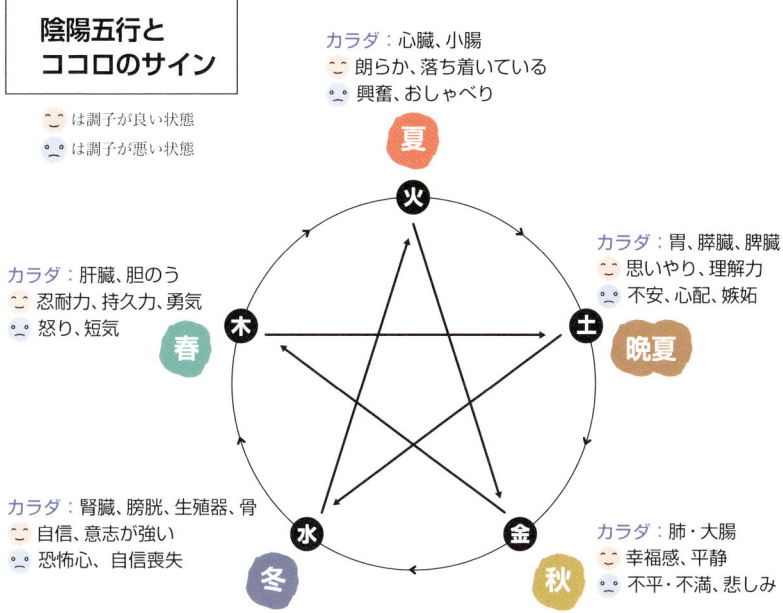

# スッキリ美しくなるための<br>メニュープランニング

１週間のメニュープランニングシートを作り、毎日の食事バランスをチェックしましょう。シートに書き込むことで、日々の食事日誌やメニューの保存もできるので、とても便利です。

どんなにバランスのととのった料理でも、同じメニューばかりが毎食、毎日続くと、カラダもココロも固くなってしまうので要注意。マクロビオティックを実践しているのに、なかなか体質が変わらないという人に多いのが、毎食、毎日、同じものばかり、しかも作り置きのものや冷凍のものばかりを食べていたり、また、ついつい一度に食べすぎるような不摂生をしてしまったりということがあります。こうした状態が続けば、自ずと食べものから受け取るエネルギーは偏り、手のひらが黄色くなったり、性格が頑固になったりといった極端な症状が出てくることもあるので、気をつけましょう。

体調や気分がすぐれなかったり、なんだかスッキリしなかったりするのは、じつはカラダが不必要なものを排泄しようとしている場合があります。そんなときは、注意深く自分のカラダを観察し、料理においては排泄をたすけるメニューを考えましょう。何かを足していくのではなく、上手に引き算することがポイントになります。おかずの量はもちろん、調味料も減らして、不調の原因となるもの（たとえば、お菓子やアイスクリーム、チョコレート、アルコールなど）をひかえましょう。そして、排泄をたすけるメニュープランニングを立てて腸をととのえ、新しい元気な血液と細胞をつくりましょう。

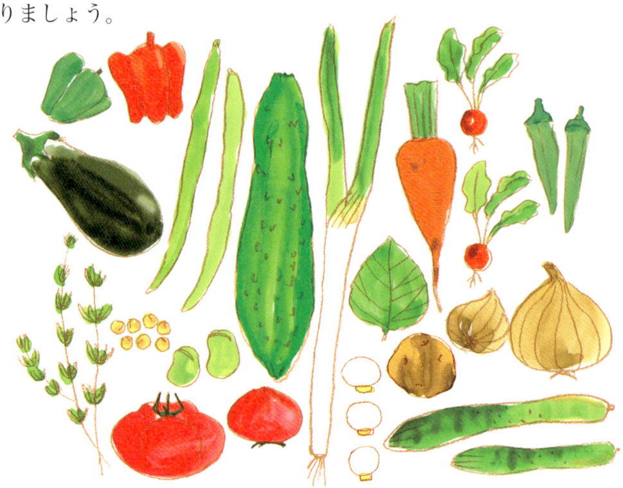

## メニュープランニング（例）

| | 穀物 | 野菜（葉・円・根） | 豆・乾物 | 海藻・魚介 | 調味料 | 果物 |
|---|---|---|---|---|---|---|
| 【主食】<br>はと麦入り玄米 | 玄米<br>はと麦 | | | | 塩 | |
| 【副食①メイン】<br>テンペカツ | パン粉<br>小麦粉 | | テンペ | | なたね油<br>しょうゆ | レモン |
| 【副菜①】<br>青菜の白和え | | 小松菜 | 豆腐<br>干し椎茸 | ひじき | 塩・しょうゆ<br>白味噌・甘酒 | |
| 【副菜②】<br>わかめサラダ | | キャベツ・レタス<br>ラディッシュ | | わかめ | ごま<br>梅酢 | |
| 【副菜③】<br>切り干し大根 | | 切り干し大根<br>にんじん | 高野豆腐 | | しょうゆ | |
| 【汁物またはスープ】<br>春のお吸い物 | 白玉粉 | 菜の花<br>たけのこ・にんじん | | 昆布 | 白味噌・甘酒<br>しょうゆ | |
| 【ふりかけ】<br>ごま塩 | | | ごま | | 塩 | |
| 【デザート】<br>豆乳ヨーグルト | | | 絹豆腐 | | 甘酒・塩 | いちご<br>レモン |

## メニュープランニング

年　　月　　日

| | 穀物 | 野菜（葉・円・根） | 豆・乾物 | 海藻・魚介 | 調味料 | 果物 |
|---|---|---|---|---|---|---|
| 【主食】 | | | | | | |
| 【副食①メイン】 | | | | | | |
| 【副菜①】 | | | | | | |
| 【副菜②】 | | | | | | |
| 【副菜③】 | | | | | | |
| 【汁物またはスープ】 | | | | | | |
| 【ふりかけ】 | | | | | | |
| 【デザート】 | | | | | | |

（材料チェック＆買い物リスト表）

# この本の使い方

マクロビオティックの料理は、その人の体調や目的に合わせて作ることが多いのですが、季節や環境の変化によるメニューの組み合わせやバランスのとり方も提案しています。本書では、現在の日本の季節に合わせたおすすめの12のスッキリメニューを紹介をしていますが、まずはそれぞれ腸に働きかけることはもちろん、さらに体調や改善したい症状、美しさへとアプローチできるようにコメントを加えました。季節にかかわりなく、便秘解消や肩こり、そのときどきの気になる症状に合わせてレシピを選び、試してみてください。

また、レシピはマクロビオティックにはじめてチャレンジされる方にも簡単に作れるように、シンプルに仕上げてあります。作ってみたい、食べてみたい料理が、今のあなたに必要なものなのかもしれません。陰と陽のバランスをとることも大切ですが、インスピレーションや、カラダやココロの求めるスッキリ感を大切にして料理してみてください。続けていくことで無理なくマクロビオティックの効果を体感していただくことができるでしょう。どうぞ、やさしくおだやかな気持ちで料理をしてください。

## レシピについて

・レシピは家庭で作りやすいように、材料、作り方ともにできるだけシンプルにしてあります。
・本書で使用している計量の単位は1カップ＝200ml、大さじ1＝15ml、小さじ1＝5mlです。また、塩ひとつまみは約小さじ1/5です。
・調味料の分量はあくまでも目安です。季節や体調、好みに合わせて、適宜調整してください。
・ところどころ、ポイントとなる調味料のストロングバージョン（S）の分量と、ライトバージョン（L）の分量を並記しました。体調に合わせて参考にしてください。
・レシピ中、「塩」とあるのはすべて自然海塩のこと、「なたね油」とあるのはなたねサラダ油のこと、「ごま油」とあるのは白ごま油のこと、「酒」とあるのは純米酒のこと、「葛粉」とあるのは葛100％が原料の本葛粉のこと、「豆乳」とあるのは無調整豆乳のこと、「りんごジュース」とあるのは果汁100％のもののことです。
・野菜の皮は、玉ねぎなどを除いて、とくに指示がない限り基本的にむかないで使います。
・野菜を「洗う」、「ヘタを取る」など、基本的な下ごしらえは省略しています。
・野菜をはじめとした食材のエネルギーやうまみを存分に味わっていただき、また、その効果を感じていただくためにも、できる範囲で、元気に育ったオーガニック食材や信頼のおける生産者の方によってつくられた調味料などを材料にして作ることをおすすめいたします。

# 基本の玄米ごはんの炊き方

材料（2人分）

玄米…1カップ（200ml）

水…1と1/5または1と1/2カップ

（240～300ml）

＊玄米に対して1.2～1.5倍。
やわらかいごはんにしたいときは、
水の量を増やす。

塩…ひとつまみ

＜圧力鍋＞

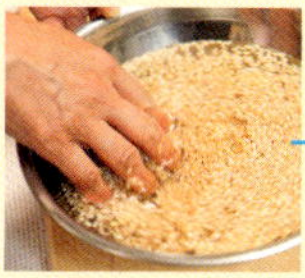

*photo-A*

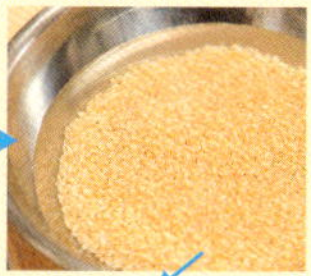

*photo-B*

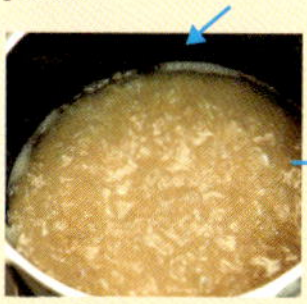

*photo-C*

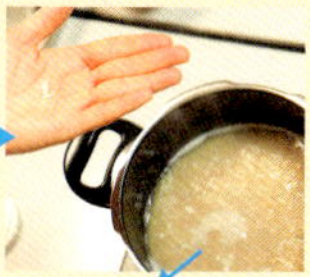

*photo-D*

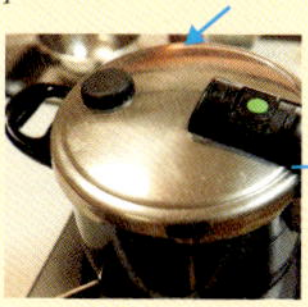

*photo-E*

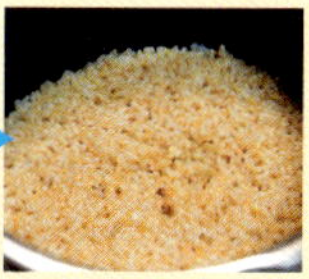

*photo-F*

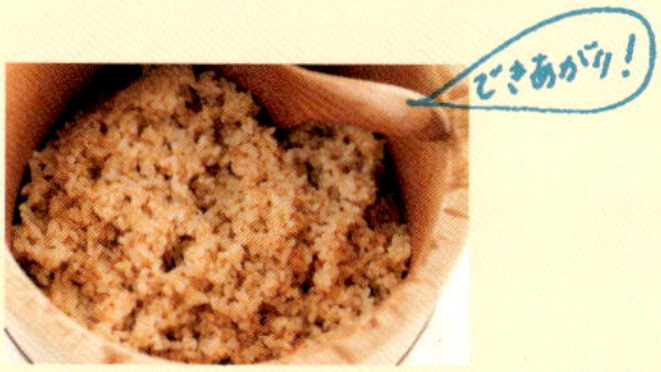


炊き方

＜圧力鍋＞

❶ 玄米はボウルに入れ、籾殻や小石を取り除く（バットに入れると見つけやすい）。

❷ ①にそっと水を入れ、やさしく回すように洗う（*photo-A*）。水を2～3回入れ替えて水がきれいになったら、一度ザルに上げて水気をきり、分量の水に5～6時間浸水させる（*photo-B*）。

＊圧力鍋の場合は、浸水させずに、すぐに火にかけても大丈夫です。

❸ 圧力鍋に②を入れる。このとき、炊く量が少ない場合は水をやや多めに、逆に炊く量が多い場合は水をやや少なめに調節するとよい。圧力鍋のフタはロックをかけずに鍋の上に置いたままにし、中火にかけて沸騰させる（目安は5～10分）（*photo-C*）。

❹ 沸騰したら塩をふり（*photo-D*）、フタを閉めてロックをかけ、強火にして圧を上げる（*photo-E*）。

❺ 圧力鍋のピンが上がったら、弱火にして24～30分タイマーをかけて炊く。

＊炊き方、炊き時間は圧力鍋の種類によって違いがあります。好みの炊き加減になるよう、適宜調整してください。あっさり炊き上げたいときは24分、もっちり炊き上げたいときは30分が目安。

❻ 時間がきたら火からおろし、圧が自然に下がるのを待つ。ピンが下りたらフタを取り（*photo-F*）、しゃもじでさっくり天地返しをする。おひつに移して余分な蒸気をとばし、かたく絞った布巾をかける。

＜土鍋＞

❶ 玄米はボウルに入れ、籾殻や小石を取り除く（バットに入れると見つけやすい）。

❷ ①にそっと水を入れ、やさしく回すように洗う（*photo-A*）。水を2～3回入れ替えて水がきれいになったら、一度ザルに上げて水気をきり、分量の水に5～6時間浸水させる（*photo-B*）。

＊土鍋の場合は、しっかり浸水させたほうがやわらかく炊けて食べやすい。

❸ 土鍋に②を入れ、フタの穴に木栓をして沸騰させる。

❹ 沸騰したら木栓を取り、フタを取って塩をふり（*photo-G,H*）、ガスマットを敷く（*photo-I*）。

❺ ガスマットがあたたまったら、弱火にして40～50分炊く。

❻ 時間がきたら火からおろし、10分蒸らしてフタを取

<土鍋>

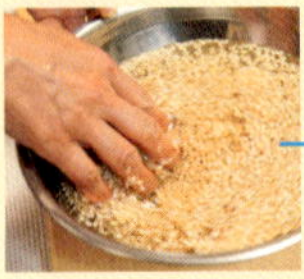
photo-A

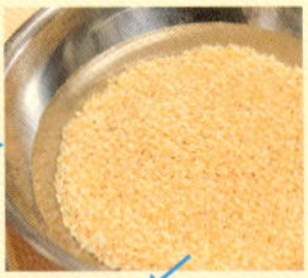
photo-B

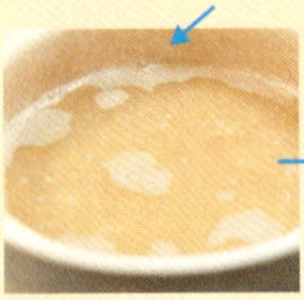
photo-G

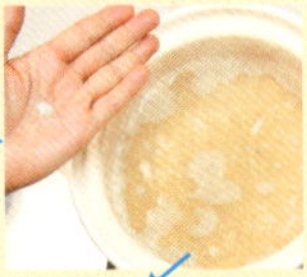
photo-H

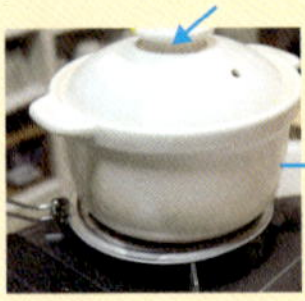
photo-I

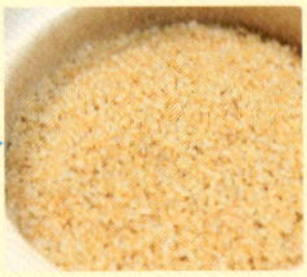
photo-J

り(*photo-J*)、しゃもじでさっくり天地返しをする。おひつに移して余分な蒸気をとばし、かたく絞った布巾をかける。

### Marie's memo

・玄米は太陽の光や水、大地の恵みをいっぱい含んだ「種」です。バランスのとれた自然界の栄養素が豊富に含まれ、完全食に近いものとされています。動物性食品や副食の量が少なくても、玄米だけで健康が保てると言われるほどです。しかも、食物繊維が豊富なため、よく噛んで食べれば、消化酵素である唾液としっかり混ざり合い、糖化した炭水化物の吸収もよく、胃もたれすることがないので、消化器への負担が少なく、腸はスッキリ、ウエストもスッキリした状態が保てるのです。
ダイエットは一般的に皮下脂肪に問題意識が集中しがちですが、内臓が正常な状態に戻り、新陳代謝のよい状態が保たれることが重要。胃や腸に消化不良の食べものや老廃物をため込まないようにしたいものです。食物繊維の豊富な玄米の効果は、こんなところにもあるのですね。

## 基本のだしのとり方

材料(2人分)
昆布…10㎝角1枚
干し椎茸(中)…1～2個
水…2カップ(400ml)

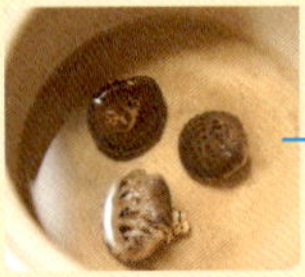
photo-A

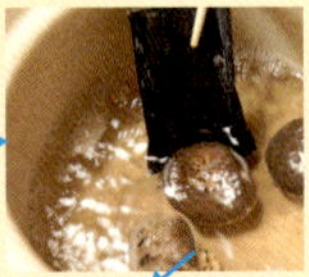
photo-B

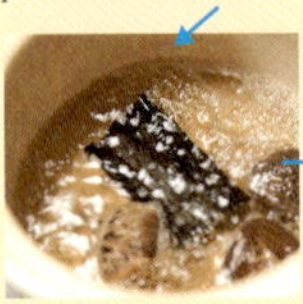
photo-C

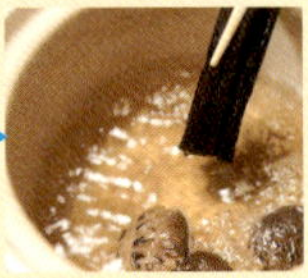
photo-D

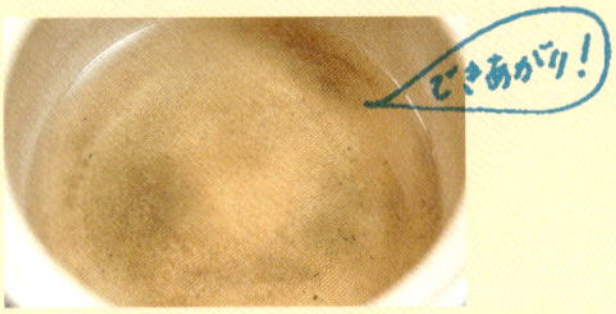


とり方

<すぐだし>

❶ 昆布は清潔な濡れ布巾で表面をさっと拭く(昆布の表面についた白い粉は天然のアミノ酸なので落とさない)。

❷ 干し椎茸は傘の真ん中を指ではじき、ほこりを落とし、布巾でさっと拭く。

❸ 鍋に分量の水、①の昆布、②の干し椎茸を入れ、中火で5分、弱火で15分、煮立たせないように気をつけながら、うまみを引き出す。

❹ ③から昆布と椎茸を取り出し、そのまま5分煮詰める。

<うまみだし>

❶ 昆布は清潔な濡れ布巾で表面をさっと拭く。

❷ 干し椎茸は傘の真ん中を指ではじき、ほこりを落とし、布巾でさっと拭く。

❸ 鍋に分量の水と②の干し椎茸を入れ、椎茸をもどす(*photo-A*)。

❹ ③を中火にかけて10分煮出し、①の昆布を入れ(*photo-B*)、弱火で15分煮出してうまみを引き出す(*photo-C*)。

❺ 昆布を取り出し(*photo-D*)、さらに5分煮て、椎茸を取り出す。

＊火が強すぎるとうまみが消えてしまうので気をつけましょう。

## Marie's memo

・きのこ類は山で採れ、菌で繁殖する陰性の植物。昆布は海で採れ、海水に含まれるミネラルを豊富に含んだ陽性の海藻。この陰陽を合わせたものが「だし」です。血液の陰陽のバランスをとり、弱アルカリ性に保つとても効果的な方法であるため、すまし汁やみそ汁のだし、煮もののだしには欠かせません。

# 基本の味噌汁の作り方

**材料（2人分）**

**だし…1と1/2カップ（300ml）**

**麦味噌…S：大さじ2、L：小さじ2**

＊すぐだしでも、うまみだしでも、どちらでもよいです。

**［具：春バージョン］**

＊季節の野菜を使って作りましょう！

**玉ねぎ…40g**

**小松菜…20g**

**刻み板麩…8枚**

**細ねぎ…1本**

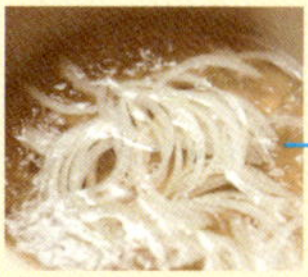

*photo-A*

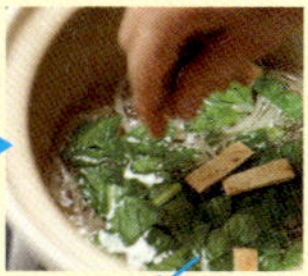

*photo-B*

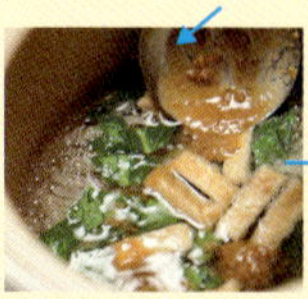

*photo-C*

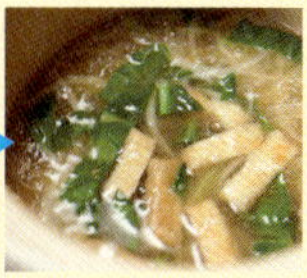

*photo-D*

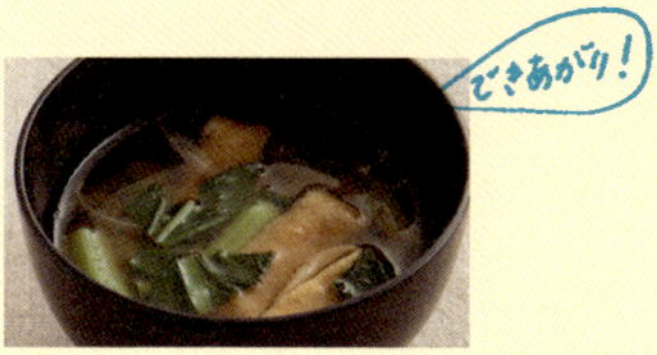


**作り方**

❶ 玉ねぎは薄い回し切りにする。小松菜は3㎝長さに切り、根元側の固い部分と葉に分ける。

❷ 鍋にだしを入れて煮立たせ、①の玉ねぎを入れる（*photo-A*）。さらに小松菜の根元側の固い部分を入れ、中火にかける。

❸ 煮立ったら、①の小松菜の葉、刻み板麩を入れ（*photo-B*）、弱火で5分煮る。

❹ 麦味噌は小鉢などに入れ、③のだし汁大さじ4を入れて溶き、ふんわりと③の鍋に入れ（*photo-C*）、30秒煮て火を止める（*photo-D*）。

❺ 椀にそそぎ、小口切りにした細ねぎを散らす。

## Marie's memo

・味噌は大豆と塩と麹菌からできている発酵食品で、多くの酵素を含んでいます。カラダを芯から温めたり、腸の働きを活発にする美腸食材ですが、肌のターンオーバーを促進させるなどの働きも期待できます。しかも、食べものはカラダだけではなく、食べた人の感情や行動にも作用するので、味噌汁を飲むと、イライラしていた気持ちがホッとして落ち着いたり、やる気が出てきたりと、自然と元気が引き出されていきます。とくに季節の野菜が入った味噌汁を毎日のように飲んでいると、カラダも気候に合わせて徐々に変化していくため、環境との調和がとりやすく、快適なカラダとココロの状態を保つことができるのです。

Recipes 1

おすすめの時期：春・3月頃　木

# あたまスッキリ笑顔レシピ

ニッコリ笑顔でいたいあなたへ！
血液の流れをスムーズに♪

冬の寒さが少しずつゆるみ、花々が芽吹き始める初春、桃や桜の開花が待ち遠しい季節です。桃の節句、ひな祭りにはちらし寿司がつきものですが、それは、成長過程で、女の子は男の子に比べ、陰性の広がるエネルギーが必要になるからだといわれています。カラダも気持ちもふっくらして、やさしい女性に育つようにとの願いが、ちらし寿司には込められているのです。

気持ちがやさしく、笑顔の素敵な女性はとても美しい！　でも、もしもあなたが頭痛に悩まされていたとしたならば、なかなか笑顔にはなれません。頭痛にも陰陽があり、おでこの前の方、前頭葉がズキンズキンと腫れるように痛ければ、陰性過多の状態で、アルコールや砂糖、チョコレート、添加物、薬の摂りすぎが原因であると考えられます。改善するためには梅醤（P66）に番茶をそそいだ梅醤番茶が効果的です。

一方、後頭部が締め付けられるように痛いのは、陽性過多の状態で、ピザや固いパン、鶏肉、ゆで卵、せんべいなど塩気の強いものの食べすぎが原因と考えられます。あたためたりんごジュースや柚子茶でカラダをゆるめましょう。

側頭部の頭痛は揚げ物の食べすぎと考えられ、大根おろしや野菜の入った薄味の味噌汁が効果的です。

## カラダ

この時期は、寒い冬の季節にため込んだ塩分を溶かしてくれる酸味を取り入れましょう。酢味噌や梅酢、玄米酢、ザワークラウトなどを使った料理がおすすめです。菜の花や木の芽、ウドなど春の食材に添えて食べると、アクやエグミがやわらいで食べやすくなり、カラダの緊張がほぐれて軽くなります。

## ココロ

頭痛が消えると笑顔が自然とほころび、会話もほがらかに弾みます。そして、血液の流れがスムーズになると、考え方が前向きになって想像力も湧き、新しいアイデアも浮かんできます。脳は天のエネルギーと波動を吸収するといわれる器官。一方、腸は食べものの栄養を吸収する器官。春がスタートするこの季節、美しい笑顔のためにも、どちらの流れもよくしておきたいものです。

## おすすめ食材

酢飯、小松菜、春にんじん、春ごぼう、ふき、ウド、わけぎ、わかめ、いちごなど

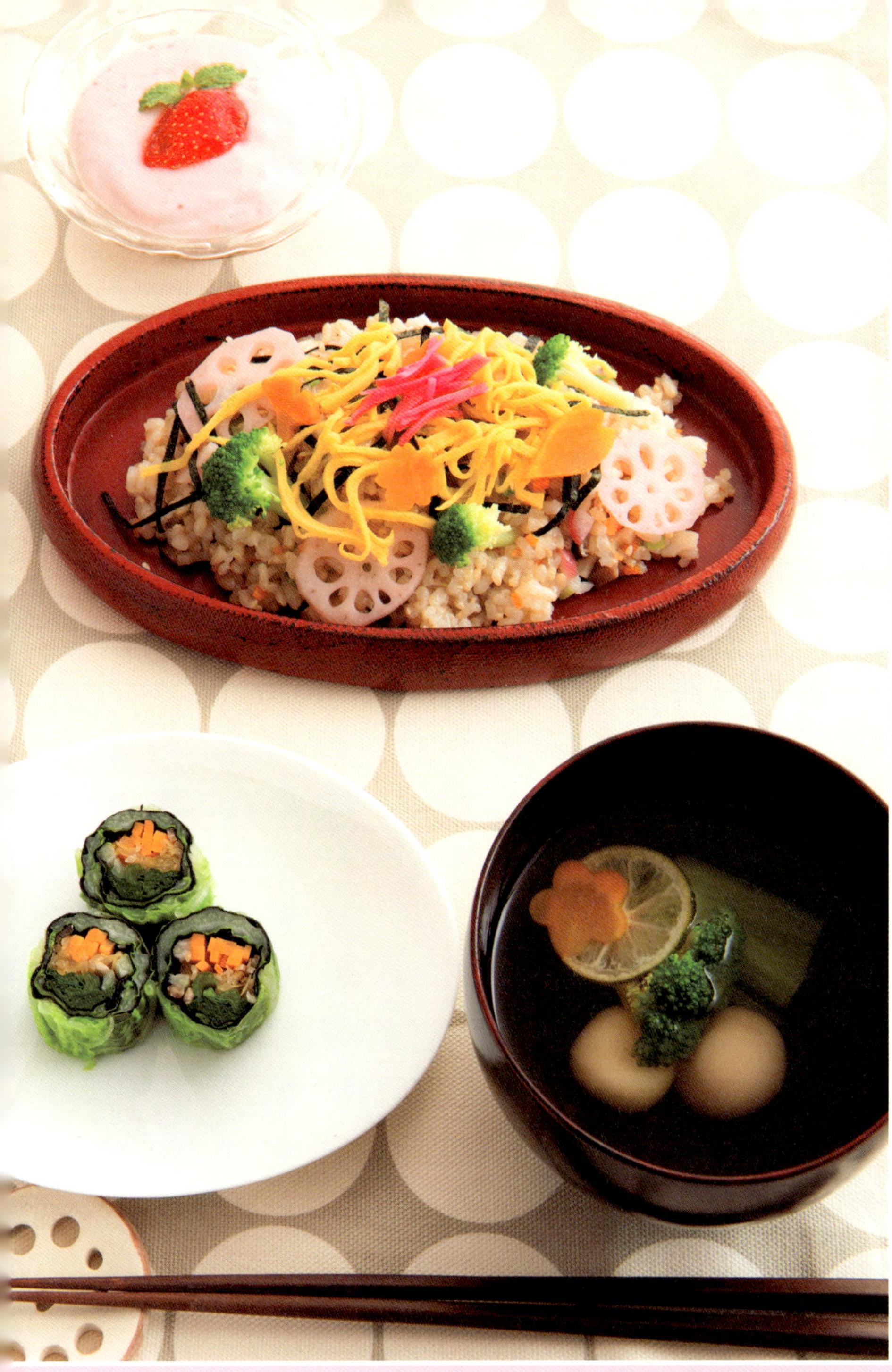

# 玄米ちらし寿司

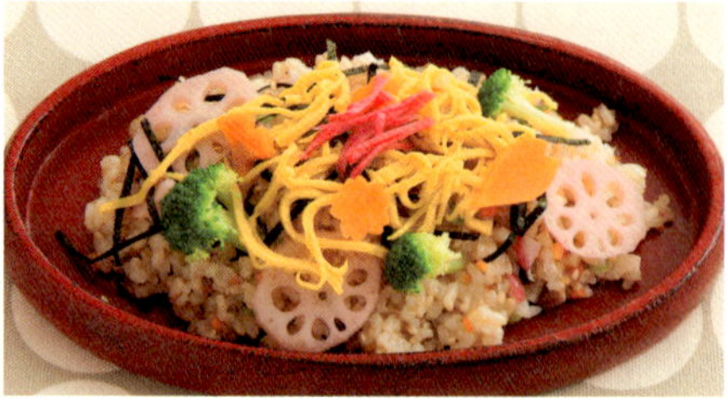

酸味を使ってカラダにたまった
陽性のエネルギーを開放しましょう！
ちらし寿司は四方八方に広がる
エネルギーにあふれています♪
女の子の節句にはもちろん、
ちょっとしたパーティーなどにもおすすめ。

**材料（２人分）**
**玄米…１カップ**（200ml）
**水…220ml**
**＊玄米の分量の 1.1 倍**
**昆布…３cm角１枚**
**白炒りごま…大さじ１**

**［すし酢］**
**梅干し…1/2 個**
**玄米酢…大さじ１**
**みりん…大さじ１**
**米あめ…小さじ１**
**塩…少々**

**［具材］**
**干し椎茸…１個**
**高野豆腐…1/2 枚**
**すぐだし**（P30）**…適量**
**白しょうゆ…適量**
**ターメリック…適量**
**塩…少々**
**みりん…適量**
**にんじん…20g**
**れんこん…30g**
**ブロッコリー**（または菜の花）**…６房**（小房）
**梅酢…適量**
**海苔…1/8 枚**（せん切り）
**紅生姜…適量**

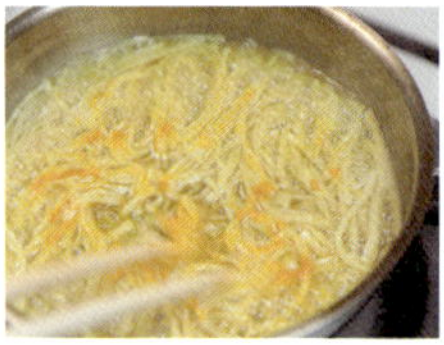
*photo-A*

**作り方**
❶ 玄米は分量の水と昆布を入れて炊く(炊き方はP29 参照)。
❷ すし酢を作る。梅干しは種をのぞき、すり鉢に入れてペースト状になるまですり、玄米酢、みりん、米あめ、塩を加えて混ぜ合わせる。
❸ ①の玄米ごはんが炊き上がったら飯台に移し、温かいうちに②と白炒りごまを加え、切るように混ぜ合わせる。
❹ 干し椎茸は水でもどしてから回し切りにし、高野豆腐は湯でもどして軽くしぼってから２等分にし、半分は短冊切りにする。
❺ ④の椎茸と短冊切りにした高野豆腐は小鍋に入れ、かぶるくらいのすぐだしを加えて炊き、白しょうゆで味をととのえ、③の酢飯に混ぜ込む。
❻ ④の残り半分の高野豆腐は薄切りにしてからせん切りにし、小鍋に入れ、かぶるくらいのすぐだしを加えて炊き、ターメリックで色付けをし（*photo-A*）、さらに塩とみりんを加えて味をととのえる。
❼ にんじんは花形に型抜きし、れんこんは輪切りにする。
❽ 湯を沸かし、塩ひとつまみ（分量外）を入れて⑦のれんこんをゆで、火が通ったら梅酢につける。れんこんをゆでた同じ湯でそのまま⑦のにんじんをゆで、さらにブロッコリーをゆでる。このとき、型抜きしたにんじんの切れ端もゆで、細かく切り、⑤に混ぜる。
❾ 海苔は松葉海苔にし、紅生姜をせん切りにする
❿ 器に⑤を盛り、⑨の松葉海苔、⑧のれんこん、⑥の高野豆腐、⑧のにんじんとブロッコリー、⑨の紅生姜を順番に盛り付ける。

## Marie's memo
・桃の節句やパーティーなどでも楽しめるおすすめレシピです。
・合わせ酢には四方八方に広がるエネルギーがあります。頭痛が多い人、または胃が弱いなど陰性症状の強い人は、合わせ酢を梅酢だけにするとよいでしょう。

# 梅白玉のお吸い物

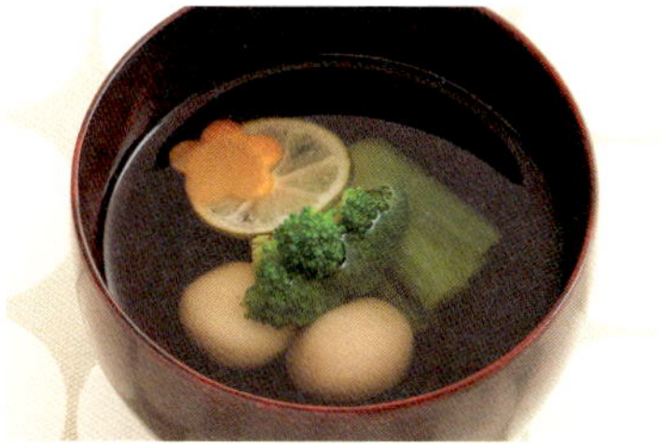

春の香りがしてきたら、
すだちを使って肝臓の働きをたすけましょう。
酸味が春を運び込み、イマジネーションも活発に♪

**材料（2人分）**

［だし汁］
うまみだし（P30）
…1と1/2カップ（300ml）
しょうゆ…適量
塩…少々

［梅白玉］
白玉粉…10g
水…小さじ2
梅酢…小さじ1/4

ブロッコリー…2房（小房）
にんじん…2枚（花形に型抜きしたもの）
すだち…1個

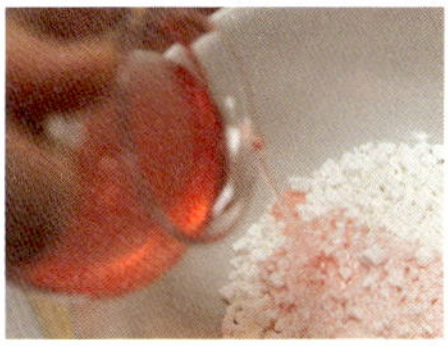

*photo-B*

**作り方**

❶ うまみだしは鍋に入れてあたため、しょうゆと塩を加えて味をととのえる。
❷ ブロッコリーはさっとゆで、すだちは薄い輪切りにする。
❸ 白玉粉は梅酢を混ぜた分量の水を加え（*photo-B*）、耳たぶくらいのかたさにする。4等分にして丸め、ゆでる。
❹ ③が浮き上がってきたらお椀に取り、①をそそぎ、②のブロッコリーとすだち、花形に型抜きして下ゆでしておいたにんじんを添える。

## Marie's memo

・ブロッコリーの代わりに菜の花など、その時期に手に入る季節の緑のものを入れてもよいです。
・一味足りないときは、柑橘類を浮かせるとスッキリした味わいに！

# 白菜ロール

ザワークラウトで酸味と発酵力を加え
カラダに新しい変化を起こしましょう♪

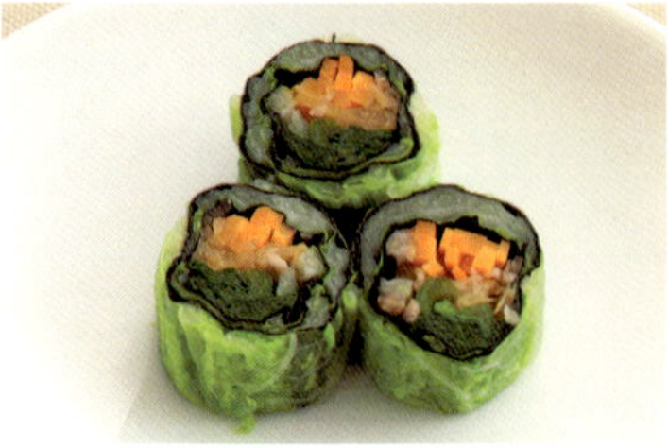

**材料（１本分）**

**にんじん…1/8本**（15g）
**白菜…１枚**（小さいものなら２枚）
**小松菜…１株**
**ひまわりの種**（食用）**…小さじ１**
**ザワークラウト**（市販のもの）**…10g**
**海苔…１枚**

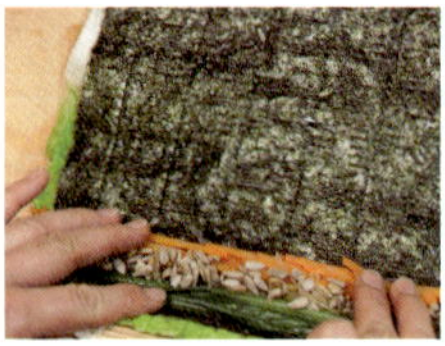

*photo-C*

**作り方**

❶　にんじんはせん切りにする。
❷　白菜、小松菜、①のにんじんは蒸気の上がった蒸し器に入れ、中火で10分蒸し（ゆでてもよい）、水気をしっかりときる。
❸　ひまわりの種は軽く煎る。
❹　巻き簀に②の白菜を広げてその上に海苔を重ね、②の小松菜とにんじん、③のひまわりの種、ザワークラウトを海苔の端にのせ、しっかりと巻く（*photo-C*）。
❺　食べやすい大きさに切り分け、器に盛る。

## Marie's memo

・一口で食べられる大きさに巻くのがポイントです。
・好みで、しょうゆ、梅酢などにつけて食べてもよいです。

# ストロベリー豆腐グルト

甘酸っぱい春のエネルギーが詰まったスイーツ！
ひらめきいっぱい、頭スッキリ♪

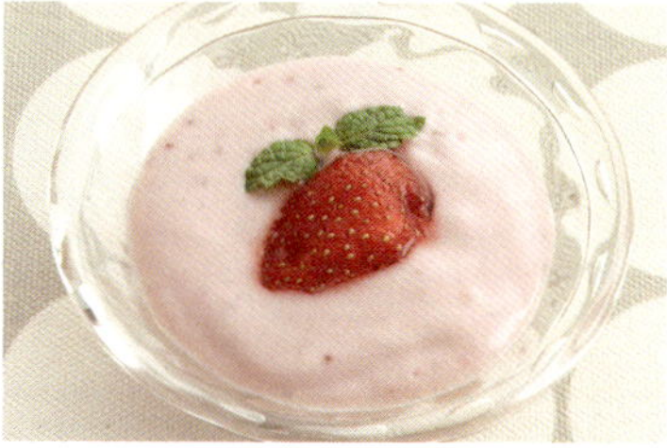

材料（２人分）
いちご…6 個
木綿豆腐…80 g
玄米甘酒…1/4 カップ
（砂糖を使わずにもち玄米を麹で
発酵させたノンアルコールのもの）
レモンのしぼり汁…小さじ 1
塩…ひとつまみ
ミントの葉…4 枚

作り方

❶ 木綿豆腐は３分ゆで、布巾やキッチンペーパーなどに巻いて水気をきり、冷やす。

❷ フードプロセッサーなどに①の豆腐を入れて攪拌し、なめらかなクリーム状にする。

❸ いちごはヘタを取り、1 個は飾り用に取っておき、残りの５個は玄米甘酒とレモンのしぼり汁と一緒に②に加え、ふたたび攪拌してなめらかになるまで混ぜ合わせる。最後に塩を加えて軽く混ぜ、味をしめる。

❹ 器に盛り、タテ半分切った飾り用のいちごとミントの葉を添える。

## Marie's memo

・いちごの酸味は春の味。二層にしたり、パフェにして楽しむのもよいです。また、いちごのない時期には、代わりに桃やブルーベリー、オレンジでもおいしく作れます。

・玄米甘酒は、もち玄米を麹で発酵させた日本古来から伝わるとても甘い良質の食材です。多糖類を多く含んでいるため、調味料やデザート、べったら漬けなどの甘みとして重宝します。

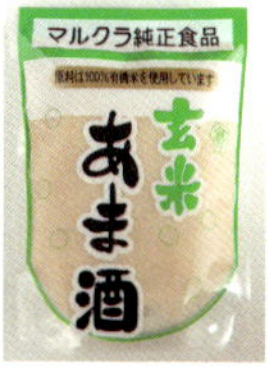

# Recipes 2

おすすめの時期：春・４月頃　木

## お肌スッキリもちもちレシピ

肌トラブルが気になるあなたへ！
食物繊維＆酵素で腸内環境をととのえて♪

日差しが明るくなり、カラダもココロも春を感じてウキウキする季節。とくに肌は敏感で、春の光を感じると、毛穴を開き、カラダの中の熱を外に出そうとします。冬の間、運動不足などで老廃物をため込んでいると、外に出そうとするエネルギーに脂が押されて、ついに噴火したものがニキビです。ニキビはチョコレートや動物性脂肪、揚げ物、乳製品などの脂肪分の摂りすぎが原因の一つです。

また、乾燥による肌荒れは、白砂糖を使ったパンやクッキー、せんべいなど、精白した粉製品の食べすぎが原因と考えられます。こういった症状が出てきたときは、原因となる食べものや飲みものをしばらくひかえ、全粒穀物や発酵食品に変えてみましょう。発酵食品はカラダの新陳代謝を活性化させ、新しい肌細胞の生まれ変わりを促してくれます。「そんなことでキレイになるのかしら？」と思うあなた、やったもの勝ちですよ！

### カラダ

肌は健康のバロメーター。とくに血液の状態が影響します。春野菜と海藻をしっかり摂って血行を促し、質のよいサラサラな血液をキープして、透明感のあるみずみずしい素肌を目指しましょう。

### ココロ

肌の調子がよくなると、内にこもっていた憂鬱な気持ちが自然と晴れて、ココロも解放されます。春のウキウキ気分にのっておしゃれをして外出したり、上昇のエネルギーにのって新しいことにチャレンジするのもよいでしょう。春は新しい恋が始まる季節でもあります。

### おすすめ食材

はと麦、発芽玄米、菜の花、スプラウト、わかめ、テンペ、甘酒、白味噌など

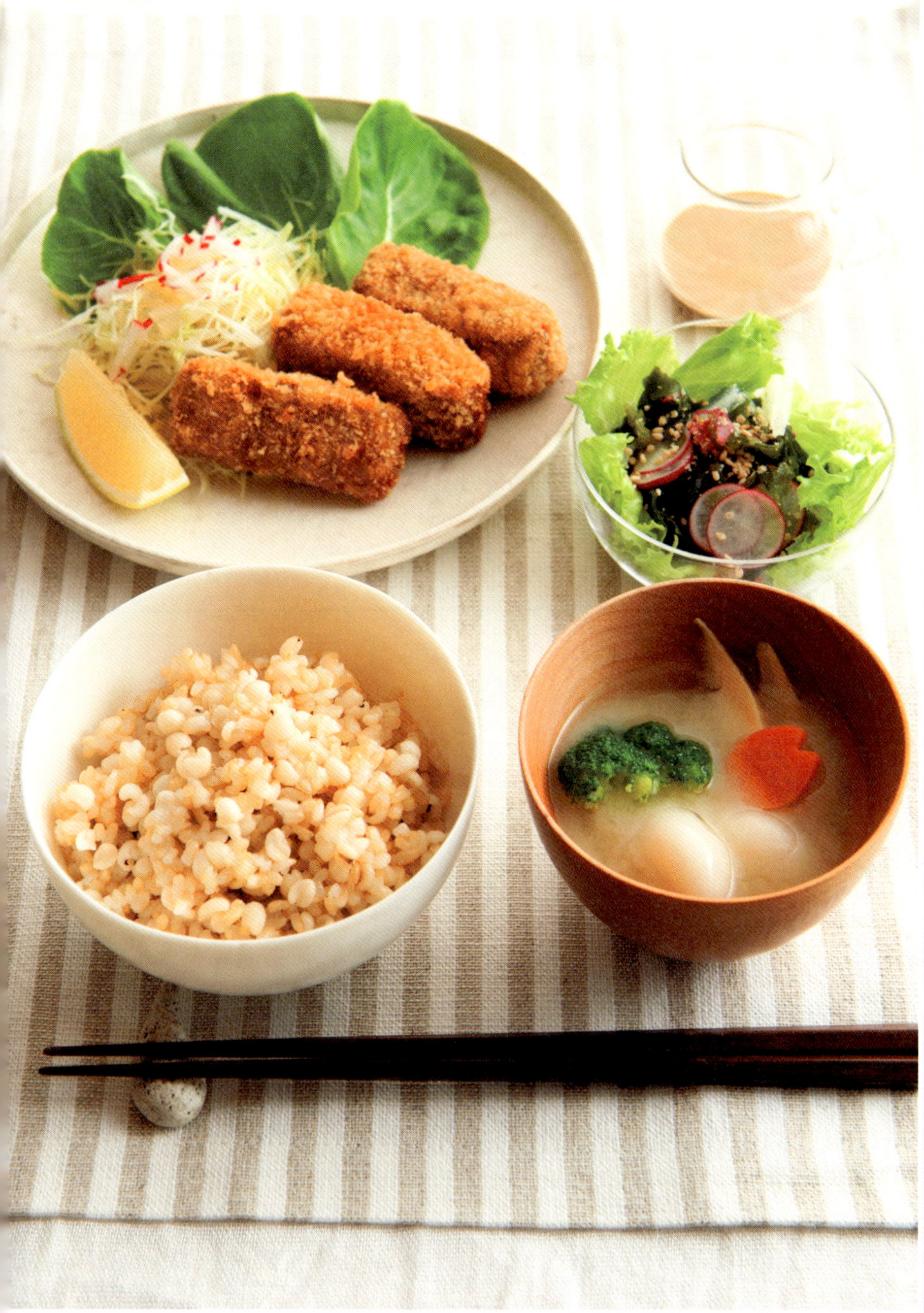

# はと麦入り玄米ごはん

美白効果にすぐれたはと麦＆玄米で
ツヤとハリのあるピッカピカお肌に♪

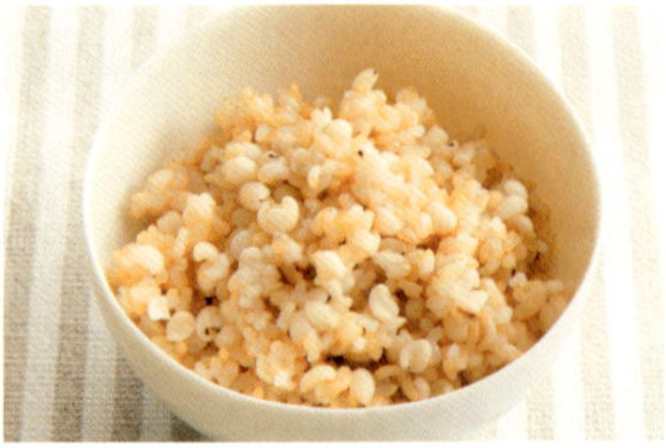

**材料（2人分）**

玄米…1カップ（200ml）
はと麦…1/5カップ（40ml）
水…1と4/5カップ（360ml）
　＊玄米＋はと麦の1.5倍
塩…ひとつまみ

**作り方**

❶　玄米とはと麦は別々に洗い、分量の水に5～6時間くらいつける。

❷　土鍋に①を入れ、中火にかけ、沸騰したら塩を加えて弱火で40分炊く。このときガスマットを使うと底が焦げにくい。

❸　炊き上がったら火からおろし、5～10分蒸らしてフタを取り、しゃもじでさっくり天地返しをする。おひつに移して余分な蒸気をとばし、かたく絞った布巾をかける。

## Marie’s memo

・肌の調子が悪いときは、お粥やおじやがおすすめです。胃を温めて癒してあげると、消化力がアップします。

# 玄米甘酒スープ

甘酒と白味噌は相性抜群！
ホッと心がゆるみ、緊張がほぐれます♪

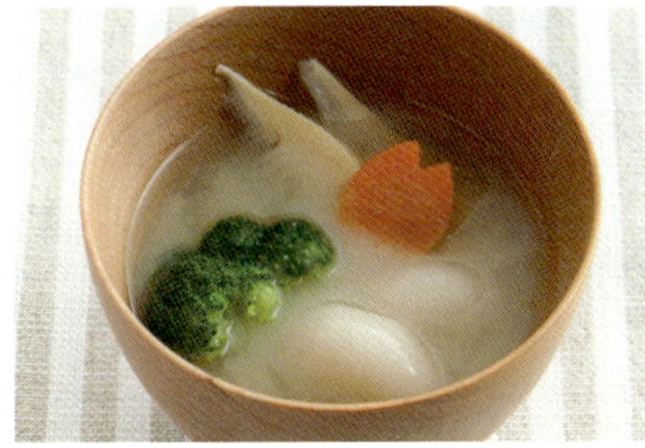

**材料（2人分）**

［スープ］

**うまみだし**（P30）
**…1と1/2カップ**（300㎖）

**玄米甘酒…大さじ1**
（砂糖を使わずにもち玄米を麹で発酵させたノンアルコールのもの）

**白味噌…**
**S＝大さじ1**
**L＝小さじ1**

**白しょうゆ…**
**S＝小さじ1**
**L＝小さじ1/2**

**塩…適量**

［具材］

**白玉粉…20g**

**たけのこ**（下ゆでしたもの）
**…4切れ**

**うまみだし**（P30）**…大さじ2**

**薄口しょうゆ…小さじ1**

**みりん…小さじ1**

**にんじん…2枚**
（花形に型抜きしたもの）

**ブロッコリー…4房**（小房）

**塩…ひとつまみ**

**作り方**

❶ 白玉粉は水を適量（分量外）加えて耳たぶくらいのかたさにこね、4等分して丸めたら、真ん中を軽く指で押さえる。沸騰した湯に落とし入れ、浮き上がってきたら冷水に取る。

❷ たけのこは4等分にして小鍋に入れ、うまみだし、薄口しょうゆ、みりんを加え、弱火で5分炊き、下味をつける。

❸ 別の小鍋に湯を沸かし、塩を入れ、花形に型抜きしたにんじんをゆでる。さらに同じ鍋でブロッコリーをゆで、食べやすい長さに切る。

❹ 玄米甘酒と白味噌を合わせ、少量のうまみだし（分量外）で溶く。

❺ 鍋にうまみだしをあたため、④を入れ、白しょうゆと塩を加えて味をととのえる。

❻ 器に①②③の具材を入れ、⑤の熱いスープをそそぐ。

## Marie's memo

・甘いものがほしくてイライラするときは、低血糖のサイン。忙しいときは、甘酒をお湯で溶いて飲むだけでも改善が期待できます。また、生姜は血行促進に、レモンはさっぱりしたいときにおすすめです。

# テンペのカツ

テンペの発酵力で腸の働きを活性化。
翌朝はつるりんポンですっきりお通じ！

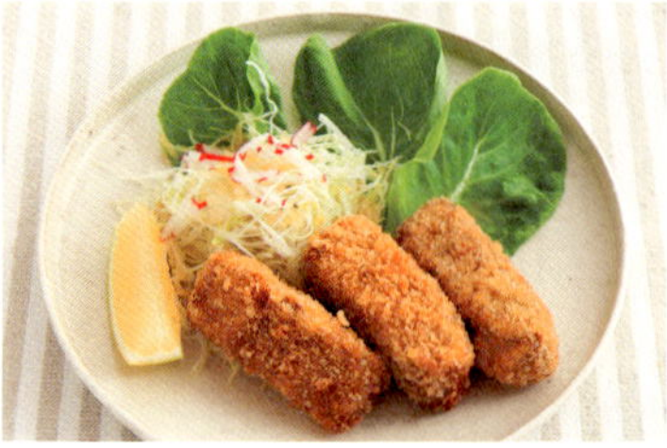

**材料（２人分）**
**テンペ…200g**
**すぐだし**（P30）**…１カップ**（200ml）
**しょうゆ…大さじ１**
**生姜のしぼり汁…小さじ１**

［衣］
**地粉**（薄力粉）**…適量**
**パン粉…適量**
**揚げ油**（なたね油またはごま油）
**…適量**

［付け合わせ］
**キャベツ…１枚**
**にんじん**（薄切りにしたもの）**…２枚**
**ラディッシュ…１個**
**サラダ菜…６枚**
**レモン**（くし切りにしたもの）**…２切れ**

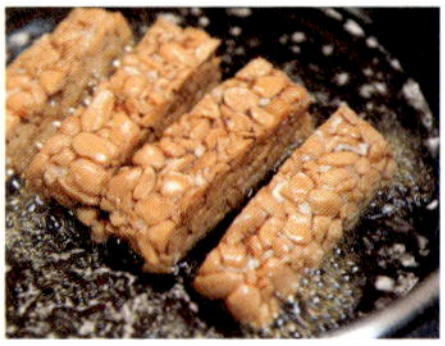

*photo-A*

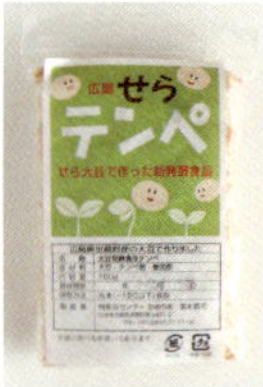


**作り方**

❶ テンペは２～３㎝長さの棒状に切る。
❷ 鍋にすぐだし、しょうゆ、生姜のしぼり汁を入れ、煮立たせる。
❸ ②に①のテンペを入れて弱火で５分炊き（*photo-A*）、天地返しをしてさらに５分煮て、両面に味をつける。煮汁がなくなる手前で火を止め、そのまま鍋の中で冷ます。
＊冷めるときに中まで味がしみておいしくなる。
❹ ③のテンペに地粉、水溶き粉（地粉を同量の冷たい水で溶いたもの）、パン粉の順に衣をつけ、30分くらい落ち着かせて、170℃の油でカラリと揚げる。
❺ 付け合わせのキャベツ、にんじん、ラディッシュはそれぞれせん切りにする。
❻ 器にサラダ菜と⑤の付け合わせとくし切りにしたレモンを添えて、④を盛り付ける。

## Marie's memo

・ちょっと気分が弱気なときは、腸が疲れているサインです。テンペを油で揚げず、生姜じょうゆで照り焼きにするとよいでしょう。付け合わせには、油の分解をたすける大根おろしやラディッシュ、レモン、キャベツ、サラダ菜を添えます。
・テンペは、大豆をテンペ菌で発酵させたインドネシア発祥の食材。ヒンドゥー教の影響が強いインドネシアでは、肉の代わりに植物性の良質なたんぱく源としてテンペが広まったようです。消化がよく、植物性たんぱく質、ビタミンB群、リノール酸、食物繊維、ミネラル、サポニン、イソフラボンなどが豊富に含まれていて、腸の働きを活発にします。また、テンペは１枚の板状になっているので、料理の食材としても使いやすく、カツや照り焼きバーガー、シチューなどにすると、ボリュームたっぷりの仕上がりになります。

# 海藻サラダ

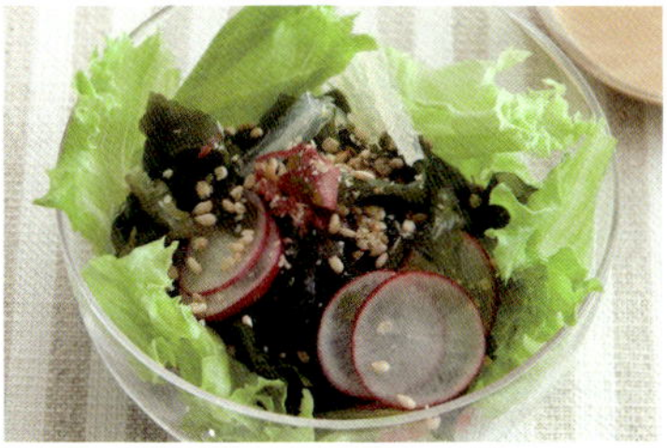

海藻とグリーンの野菜で血液サラサラに！
肌に透明感をあたえます♪

材料（２人分）
海藻ミックス（乾燥）…３g
レタス…２枚
ラディッシュ…２個
白炒りごま…小さじ１

［ごまドレッシング］
白練りごま…大さじ１
梅干し…1/2 個
しょうゆ…小さじ１
玄米酢…小さじ 1/2
レモンのしぼり汁…小さじ 1/2
すぐだし（P30）…大さじ５

作り方
❶ ごまドレッシングを作る。梅干しは種を取り、すり鉢に入れてペースト状にすり、白練りごま、しょうゆ、玄米酢、レモンのしぼり汁を加えて混ぜ合わせる。さらにすぐだしを少しずつ加え、好みの味にととのえる。
❷ 海藻ミックスは５～10 分くらい水につけてもどし、ザルに上げる。
❸ レタスは水につけてパリッとさせ、食べやすい大きさにちぎる。
❹ ラディッシュは薄くスライスする。
❺ 器に③のレタス、②の海藻ミックス、④のラディッシュを盛り付け、白炒りごまを散らし、①のごまドレッシングを添える。

**Marie's memo**
・顔色がくすんでいるときは、血行が滞っているサイン。ドレッシングをポン酢に変えて血流を促してあげましょう。

# Recipes 3

おすすめの時期：春・5月頃　木

## 目元スッキリぱっちりレシピ

瞳をリフレッシュさせたいあなたへ！
塩気をおさえ、脂肪分の摂りすぎに注意して、デトックス促進♪

大地のエネルギーがいっせいに噴き出し、1年でも、人も植物も活動が盛んになる晩春。太陽の光が強くなり、カラダの排泄力が高まるため、デトックスにはピッタリの季節です。

フライドチキンなどの揚げ物やチョコレートなどを食べすぎている人は、発熱や痰、目やにや中耳炎などの症状となって、カラダが余分な粘液を体外に排出しようとします。また、白砂糖や添加物、薬、アルコールをたくさん摂ってきた人も、湿疹、かゆみ、目の腫れなどを経験するでしょう。春は肝臓の働きが活発になるため、これらのほとんどは自浄作用からくる排泄現象と思われます。

また、肝臓の状態は目に現れるため、酸化した老廃物や余分な脂肪がたまっていると目がにごります。グリーンの野菜や雪鍋でたまった脂肪を溶かし、白目は美しく、瞳は輝かせて、目元スッキリ美人を目指しましょう。

### カラダ

食事全体の味付けを薄味にしていくと、肝臓がゆるみ、リラックスできてデトックス効果がアップします。また、ぱっちりとした目に憧れる女性は、上に伸びる力の強い葉野菜やスプラウト、グリーンピースなどで春の上昇のエネルギーを取り入れましょう。酸味のあるいちごやりんご、柑橘系の果物も、スッキリしたきれいな目元へと働きかけます。逆に、肉や魚の干物、塩からいものは引きしめる力が強く、目元がキュッと小さく引きしまるので要注意！

### ココロ

肝臓は一般的に怒りの臓器などともいわれますが、肝臓の状態がよいと怒りは起こらず、忍耐力が増して、さまざまな出来事に腹が立たなくなります。私自身の体験からも、肝臓がきれいになると、人生の目標が明確に見えてくるので不思議です。カラダとココロは互いに影響し合っているんですね。

### おすすめ食材

オートミール、春野菜（空豆、新玉ねぎ、春キャベツ、スナップエンドウ、グリーンピース）、いちご、ひよこ豆、豆腐、納豆、麦味噌など

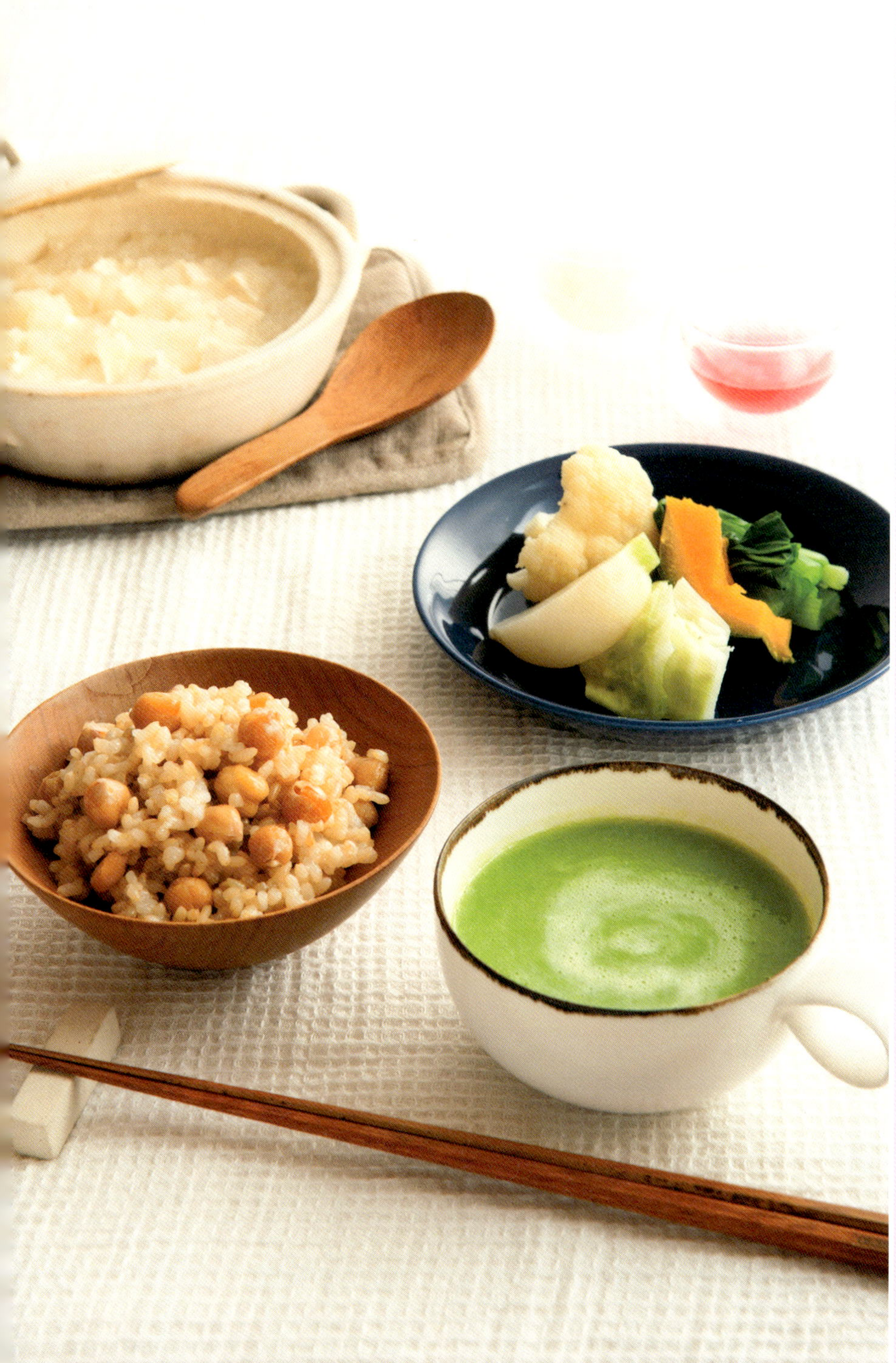

# ひよこ豆玄米ごはん

ふっくら甘いひよこ豆には、
食物繊維とたんぱく質がたっぷり！

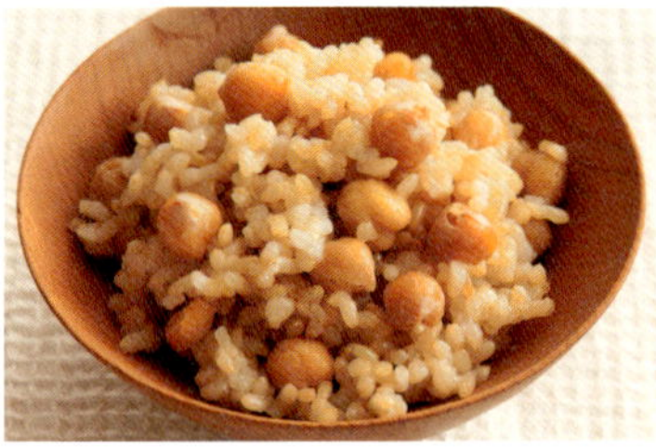

**材料（２人分）**

**玄米…１カップ**（200㎖）
**ひよこ豆…1/5カップ**（40㎖）
**水…１と1/2カップ**（300㎖）
**＊玄米＋ひよこ豆の1.25倍**
**昆布…切手大１枚**

**作り方**

❶ 玄米とひよこ豆は別々に洗い、分量の水に一晩つける。
❷ 圧力鍋に①を入れ、中火にかけ、昆布を入れる。
❸ フタをしてロックをかけ、強火にして圧力をかけ、ピンが上がったら弱火にして25分炊く。
＊炊き方、炊き時間は圧力鍋の種類によって違いがあります。好みの炊き加減になるように、適宜調整してください。
❹ 時間がきたら火からおろし、圧が自然に下がるのを待つ。ピンが下りたらフタを取り、しゃもじでさっくり天地返しをする。おひつに移して余分な蒸気をとばし、かたく絞った布巾をかける。

**Marie's memo**

・ひよこ豆のほかに、大豆や黒豆でも甘くておいしいごはんになります。

# グリーンピースのスープ

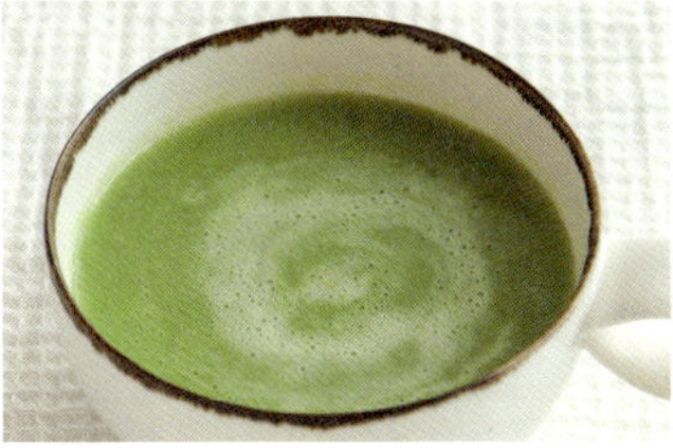

空豆は空に向かって伸びる上昇のエネルギーがいっぱい。
背筋もグングン伸びて気分スッキリ！

**材料（2人分）**

**グリーンピース…80g**（豆で）
**玉ねぎ…1/2個**
**水…1カップ**（200ml）
**昆布…10㎝角1枚**
**塩…小さじ1/2**
**豆乳…大さじ1**

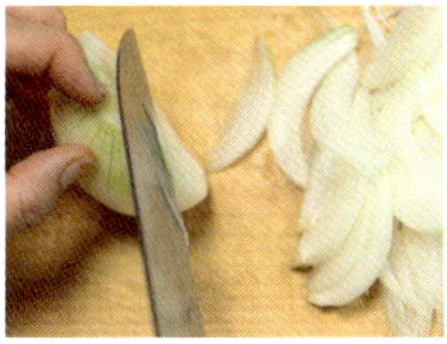

*photo-A*

**作り方**

❶ グリーンピースは、塩ひとつまみ（分量外）を入れた湯で5分ゆで、ザルに上げる。

❷ 玉ねぎは回し切りにし（*photo-A*）、塩ひとつまみ（分量外）を加え、甘みを引き出すよう水炒めする。

＊水炒め：鍋に水を1㎝くらいの高さまで入れ、沸騰させたところに玉ねぎを入れ、フタをしてとろ火で蒸し煮する。5分くらいしたらフタを取り、水分をとばすように炒める。

❸ ②に分量の水と昆布を入れ、中火にして5分煮て、①のグリーンピースを加える。

❹ ひと煮立ちさせ、昆布を取り出し、火からおろして粗熱をとる。ミキサーまたはフードプロセッサーなどに入れて撹拌し、裏ごしをする。

❺ ④をふたたび鍋に入れて弱火にかけ、塩を加えて味をととのえる。

❻ ⑤を器に入れ、あたためた豆乳（沸騰すると分離してしまうため、煮立てないように注意）を回し入れる。

## Marie's memo

・ツルが空に向かって伸びるエネルギーをもつグリーンピース。その春の気を取り込んであたたかいスープに仕上げたレシピです。

# 豆腐の雪鍋

雪鍋はかたくなってしまった肝臓を
リラックスさせて、やわらかくします。
そして、肝臓にためこんでしまった脂肪を
溶かしてデトックス！

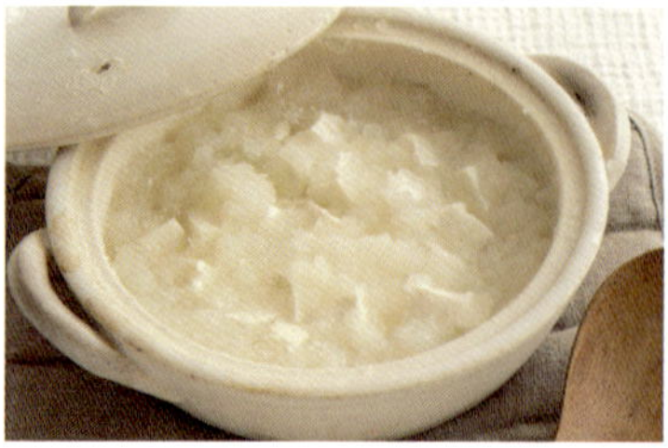

**材料（2人分）**
**大根おろし…2カップ**（400ml）
**木綿豆腐…1/2丁**
**塩…ひとつまみ**

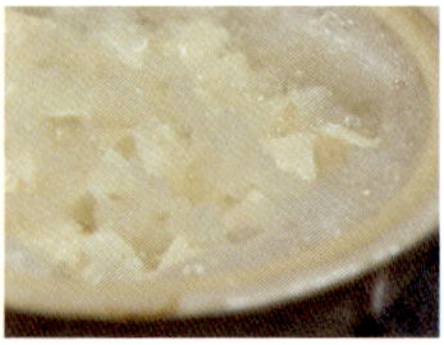

*photo-B*

**作り方**

❶ 土鍋に大根おろしと塩を入れてフタをし、1分中火にかけ、さらに5分弱火にかける。
❷ 木綿豆腐は1.5㎝の角切りにする。
❸ 大根おろしがフツフツ煮えてあわ雪のようになったら、②の豆腐を入れ、5分弱火にかける（*photo-B*）。
❹ 火からおろし、あたたかいうちにそのままいただく。

## Marie's memo

・大根の皮にはミネラル成分が多く、陽性であるため、やわらかく（陰性）したいときには皮をむきます。また、おろすとき、右回りですりおろすと遠心力（陰性）がかかり、甘い大根おろしに仕上がります。反対に、左回りですりおろすと辛い大根おろしに仕上がるため、蕎麦などの付け合わせにはピッタリです。

・そのまま食べてもとても甘くておいしいレシピですが、もう一味ほしいときは、好みでゆず酢やポン酢を加えるとよいでしょう。

・肝臓にたまったコレステロールを分解して、やわらかくしてくれる効果が期待できるおすすめのレシピです。肝臓は身体の「目」とつながる臓器であるといわれることからも、肝臓にたまった脂肪の掃除をすることで瞳の浄化が促されます。

# スチームサラダ

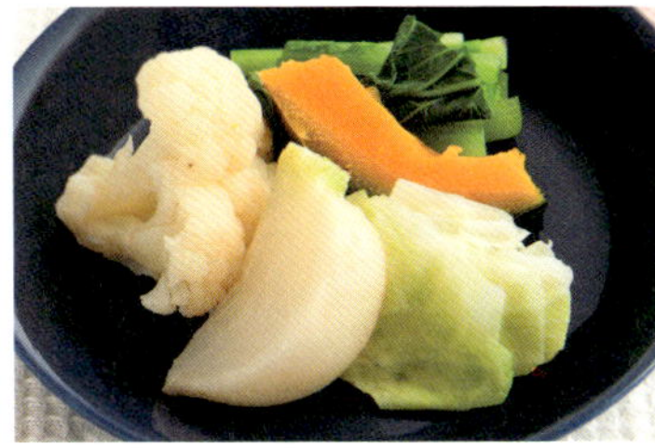

蒸気を使った調理法はやさしい甘さを引き出します。
上昇気流に乗って目元の美しさもアップ！

**材料（2人分）**
**カリフラワー…2房**（小房）
**かぶ…1/4個**（くし型2つに切る）
**かぶの葉…4枚**
**キャベツ…1/2枚**
**かぼちゃ…2切れ**
**大根おろし…適量**

［梅酢ドレッシング］
**梅酢…大さじ1**
**水…大さじ1**

**作り方**

❶　蒸し器に湯を沸かす。野菜はそれぞれ食べやすい大きさに切る。

❷　①の野菜を蒸気の上がった蒸し器に入れ、60℃くらいの温度（やや弱めの中火）で10分蒸す。

❸　梅酢と分量の水を混ぜ合わせて梅酢ドレッシングを作る。

❹　②の野菜を器に盛り、③と大根おろしを添える。

## Marie's memo

・野菜を大きめに切るのがポイントです。また、噛めば噛むほどデトックス効果はアップします。さらに野菜の酵素の働きが活発な蒸し上がりすぐを食べるとよいでしょう。代謝が促進されます。

・蒸し器は木製の蒸籠（せいろ）を使うと、木のやさしい香りと木目からじっくり上がる蒸気で、よりおいしく仕上がります。

# Recipes 4

おすすめの時期：夏・6月頃　火

## 毛穴スッキリはればれレシピ

老廃物をスッキリ排泄したいあなたへ！
皮下脂肪を落として梅雨をスッキリ♪

湿度が高くなる梅雨は、日本独特の気候です。蒸し暑かったり、急に冷えたりといった気温の変化にも気をつけたいものです。この時期にカラダを適応させるには、皮下脂肪を落とし、皮膚呼吸をスムーズにさせてスッキリすることがポイントです。チョコレートや乳製品（ヨーグルト、アイスクリーム、チーズなど）、脂肪分、砂糖などの摂りすぎが皮下脂肪や粘液をためるもととなり、これらが毛穴を詰まらせ、スムーズな皮膚呼吸を妨げてしまいます。また、この時期に食べる肉や揚げ物は内臓にたまりやすく、それが、カラダの中で燃えてくると熱がこもり、熱くてたまらない状態になります。気をつけたいのは、それを、冷たい飲み物やアイスクリームで冷やすことを繰り返してしまうこと。カラダの中で熱と冷えのシーソーが始まってきて、気分も上がったり下がったりと感情の揺れ幅が激しくなり、おさえきれないくらい大きなストレスとなってしまうので要注意です。

### カラダ

塩の摂りすぎは毛穴を引きしめ、熱が体内にこもりやすくなるため、それだけでもストレスの原因になります。蒸し暑い季節は塩分をひかえ、皮膚の緊張をゆるめて、しっかり汗を出しましょう。また、汗とともに出てくるのが体臭ですが、皮下脂肪を落としてカラダの風通しをよくし、スッキリさせましょう。気になる体臭は、好みのアロマの香り（たとえばラベンダー、ミント、ティートゥリーなど）で中和させるのがおすすめです。

### ココロ

皮下脂肪や体内に蓄積されてしまった古塩がデトックスされると、皮膚がキレイになり、ココロの硬さ（頑固さ）もとれてスッキリします。また、普段からゆっくり深い呼吸をするように意識していると、気持ちが落ち着いて思考が深まります。酸素がカラダの隅々にまで行き届き、血流がよくなり、エネルギーが充電されるからです。そして、顔は明るく晴れやかになり、ココロにゆとりが生まれてきます。

### おすすめ食材

押し麦、絹さや、新玉ねぎ、大根、もやし、梅干し、モズク、レンズ豆など

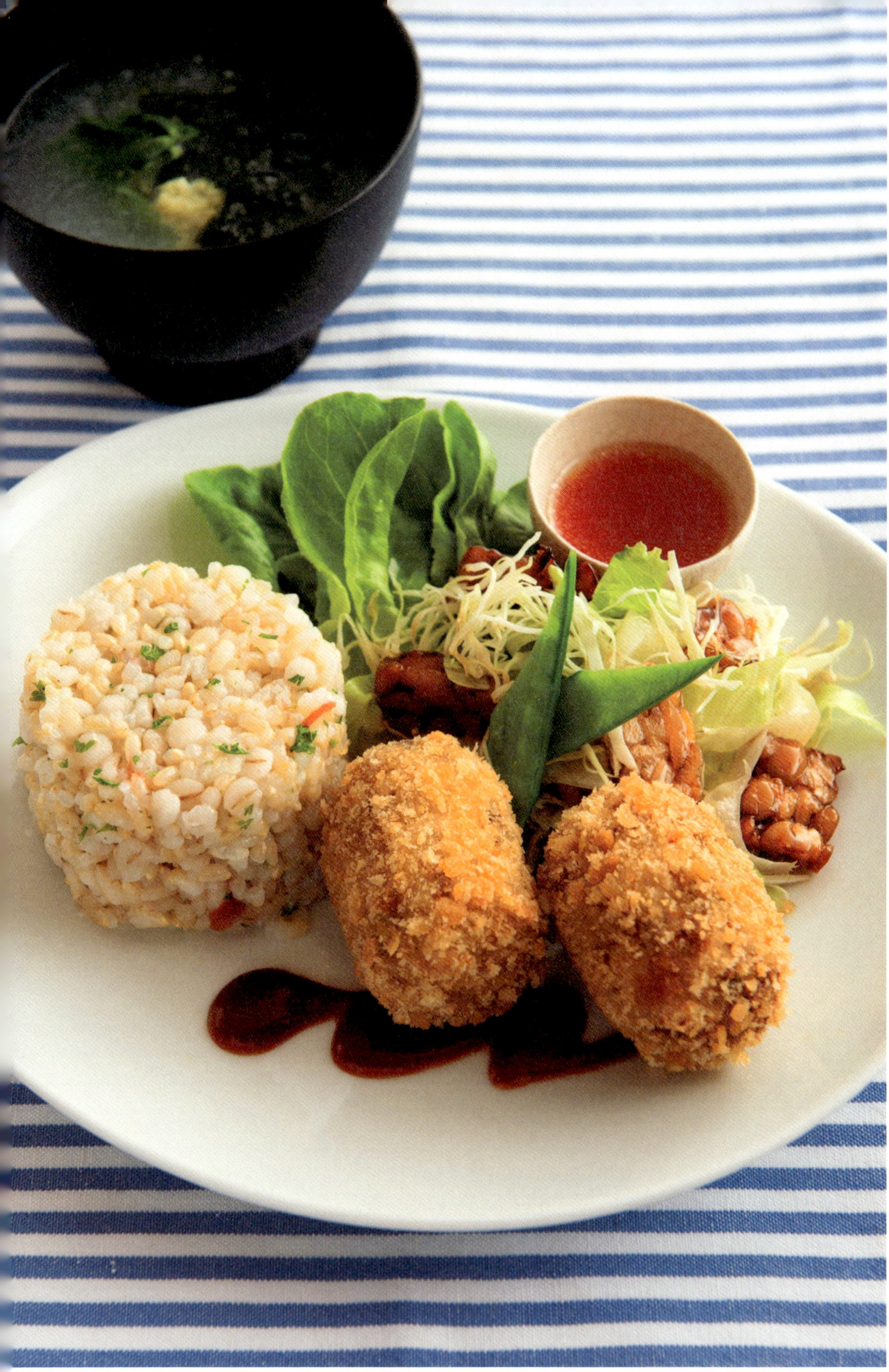

# 土鍋の押し麦入り玄米ごはん

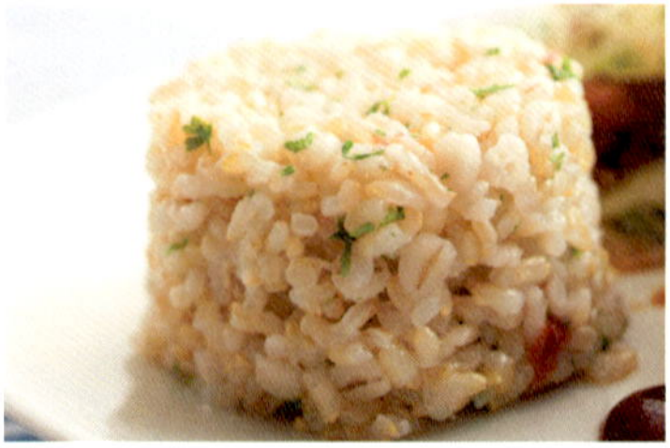

土鍋で炊くあっさりとした押し麦ごはんで
梅雨を気持ちよく乗り切りましょう♪

**材料（2人分）**

玄米…1カップ（200ml）
押し麦…1/5カップ（40ml）
水…1と4/5カップ（360ml）
　＊玄米＋押し麦の1.5倍
塩…ひとつまみ
パセリ…適量

**作り方**

❶　玄米と押し麦は別々に洗い、分量の水に一晩つける。

❷　土鍋に①を入れ、中火にかけ、沸騰したら塩を加えて弱火で40分炊く。このときガスマットを使うと底が焦げにくい。

❸　炊き上がったら火からおろし、5分蒸らしてフタを取り、しゃもじでさっくり天地返しをする。おひつに移して余分な蒸気をとばし、かたく絞った布巾をかける。

❹　ココット型などに入れてから器にひっくり返し、細かく刻んだパセリを散らす。

## Marie's memo

・押し麦の代わりに丸麦でも作れますが、必ず一晩水につけてから炊くのがポイントです。また、とうもろこし、ひえやあわなどの雑穀もおすすめです。

# 淡雪スープ

体内の過剰なミネラルや脂肪を溶かし
皮膚呼吸をスムーズに促してくれるスープです♪

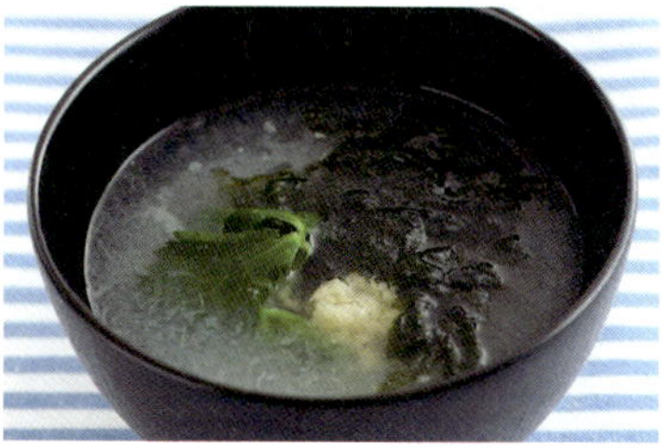

材料（２人分）
大根おろし…4/5 カップ（160㎖）
昆布…５㎝角１枚
水…180㎖
白しょうゆ…小さじ１
岩のり…ひとつまみ（２g）
三つ葉…２本
おろし生姜…小さじ１

作り方
❶ 昆布は清潔な濡れ布巾で表面をさっと拭く。
❷ 鍋に分量の水と①の昆布を入れ、10 分煮立たせ、昆布を引き上げる。
❸ ②に大根おろしを加え、弱火にして、鍋肌がフツフツしている状態を保ちながら 10 分煮る。このとき、煮立たせないように気をつける。
❹ 白しょうゆを加えて味をととのえ、ひと煮立ちさせたら火を止める。
❺ 器にそそぎ、ほぐした岩のり、3㎝長さに切った三つ葉、おろし生姜をのせる。

## Marie's memo

・毛穴やカラダをゆるめる効果が必要なため、大根おろしはミネラル成分の多い皮をむき、陰性な広がるエネルギーを取り入れるように、右回りですりおろします。右回りですりおろすと遠心力（陰性）がかかり、甘く仕上がります（左回りだと辛く仕上がります）。

・肌が黒ずんでいる人におすすめのスープです。体内に蓄積されてしまった古い脂肪や古塩を溶かしやすくしてくれます。塩で引きしまりすぎたカラダをゆるめ、リラックス効果が期待できます。また、毛穴の脂肪が溶けやすくなることで皮膚呼吸がスムーズになり、カラダの内側にこもった熱が外に出やすくなります。魚を食べたときや熱中症予防にも効果が期待できます。ただし、飲みすぎると心臓がゆるみすぎて、気分が落ち込むといわれているため、3日以上続けて飲まないように注意してください。

# ひえのコロッケ

蒸し暑いときや疲れたとき、
暑くて玄米が食べにくいときにおすすめ♪

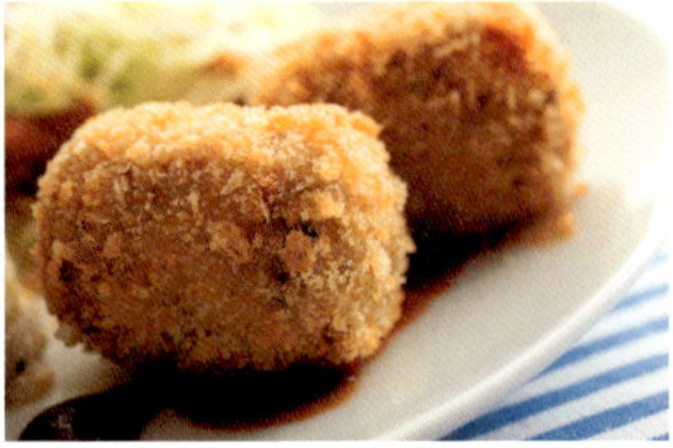

**材料（２人分）**

**ひえ…1/2 カップ**（100㎖）
**水…1/2 カップ**（100㎖）
**塩…ひとつまみ**
**玉ねぎ…50g**
**ごぼう…50g**
**にんじん…50g**
**干し椎茸…１個**
**ごま油…小さじ１**
**しょうゆ…大さじ１**
**地粉**（薄力粉）**…適量**
**パン粉…適量**
**揚げ油**（なたね油）**…適量**

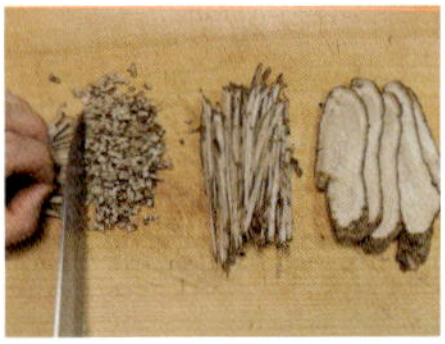

*photo-A*

**作り方**

❶ ひえは目の細かいザルか茶こしに入れて洗い、鍋に入れ、分量の水と塩を加え、フタをして中火にかける。

❷ 煮立ったらガスマットを敷いて弱火で 20 分炊き、火からおろして５分蒸らし、冷ます。

❸ 玉ねぎ、ごぼう、にんじん、水でもどした干し椎茸はそれぞれみじん切りにする（*photo-A*）。

❹ 鍋にごま油を熱し、③の玉ねぎを甘くなるまで炒め、ごぼうを入れ、つんとする匂いがなくなるまで炒める。さらに③のにんじんと椎茸も加え、５分炒める。

❺ ④の鍋に水 1/2 カップ（分量外）を加え、弱火で 10 分炊く。しょうゆを加えて味をととのえ、汁気がなくなるまで炒め、冷ます。

❻ ②と⑤を混ぜ合わせ、４等分し、俵型に成形する。

❼ ⑥に地粉を薄くまぶし、水溶き粉（地粉を同量の水で溶いたもの）、パン粉の順に衣をつけ、180℃の油でキツネ色になるまで揚げる。

## Marie’s memo

・雑穀はコロッケにすると食べやすい食材です。ミネラル補給効果をアップさせるために、ごぼうを加えてひと工夫しました。

# グリーンサラダの
# カリカリテンペ添え

揚げ物を食べるときはさっぱりサラダでクールダウン！
カリカリテンペがアクセント♪

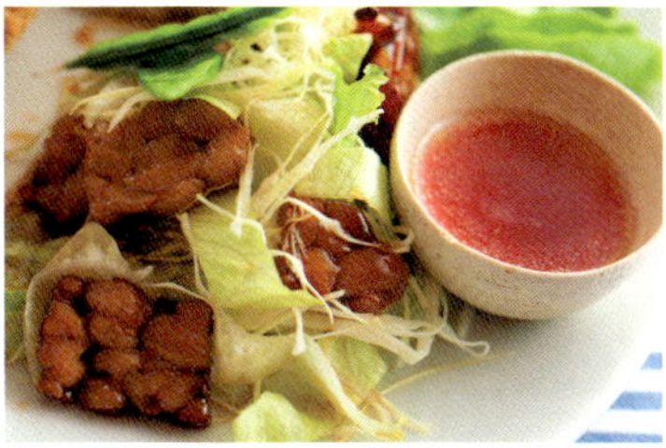

**材料（2人分）**
**サラダ菜…6枚**
**レタス…1枚**
**キャベツ…1/2枚**
**絹さや…2枚**
**テンペ…50g**
**てんさい糖…大さじ2**
**水…大さじ2**
**しょうゆ…小さじ1/2**
**揚げ油**（なたね油）**…適量**

［梅酢ドレッシング］
**レモンのしぼり汁…大さじ1**
**梅酢…大さじ1**
**すぐだし**（P30）**…大さじ1**
**オリーブオイル…小さじ1/2**
**塩…少々**
**白こしょう…少々**

**作り方**

❶ レタスは適当な大きさにちぎり、キャベツは細いせん切りにする。

❷ 絹さやは色よくゆで、斜め二等分にする。

❸ テンペはチップ状（1.5cm×3cm、厚さ3mmくらい）に切り、180℃の油で素揚げにする。

❹ 小鍋にてんさい糖、分量の水、しょうゆを入れてカラメルを作り、③のテンペを入れてからめる。

❺ 梅酢ドレッシングの材料はすべて混ぜ合わせる。

❻ サラダ菜と①のレタスとキャベツ、④のテンペ、②の絹さやを器に盛り、⑤を添える。

## Marie's memo

・テンペの代わりに炒り豆腐や野菜チップで作ってもおいしいです。

・忙しい現代生活において上手に緊張をほぐしていくには、フレッシュなサラダを適度に食べることが必要です。

# Recipes 5

おすすめの時期：夏・7月頃　火

## いらいらスッキリやる気UPレシピ

スタミナを補給したいあなたへ！
血液強化で暑い夏を乗り切りましょう♪

動物も植物も動きが活発になる初夏。人は薄着になり海や山に旅行に出かけたり、自然との触れ合いを求めて移動も増える季節です。この時期は一年の中でもとくに、カラダにたまった古塩や老廃物を排泄する絶好のチャンス。積極的にカラダを動かして、新陳代謝を高めましょう。玄米は栄養バランスもよく、エネルギーが詰まった食材で、夏バテ解消にもおすすめですが、暑くて食べにくいときには、麦やとうもろこしを加えて夏向きの軽めな仕上がりにすると、カラダにもココロにも解放感が広がります。土鍋で炊く玄米ごはんは圧力がかかっていないので、あっさりして食べやすくなります。さらに、青じそ、みょうが、青菜、パセリ、青海苔、梅干し、ナッツなどをトッピングして仕上がりの陰陽バランスをととのえるとよいでしょう。

### カラダ

7月7日の七夕を過ぎる頃から、水分を多く含む夏野菜や豆腐で、カラダの中を少しずつクールダウンさせましょう。スタミナ補給にはセイタンがおすすめです。さらに、豆味噌の味噌汁でミネラル補給をしましょう。血液の質がよくなり、猛暑の中でもやる気がグ〜ンと湧いてきます。熱中症対策には、綿や麻などの衣類で通気性をよくして、皮膚呼吸がしやすい工夫を！

### ココロ

この時期イライラするのは、肉や卵、パンやクッキー、せんべいなど、高温で焼いたものの食べすぎで、カラダの中に熱がこもってしまったことが原因になっていることがよくあります。また、反対にボーッとしてやる気が出ない人は、白砂糖いっぱいの甘いものや冷たいものの摂りすぎで、ゆるむ力が働きすぎているのかもしれません。イライラのほかに、頭が重い、疲労感がとれない、不眠、めまい、動悸、息切れ、パニックなどが重なると、不定愁訴といわれる自律神経失調症が疑われます。陰性なカレーや香辛料、スイカやメロン、マンゴーなどの熱帯産のフルーツ、またはアイスクリームの食べすぎやアルコール、コーヒーの飲みすぎも考えられます。バランスの偏りに気をつけましょう。

### おすすめ食材

麺類、とうもろこし、夏野菜（きゅうり、トマト、なす、オクラ、レタスなど）、大葉、みょうが、レタス、青海苔、ナッツなど

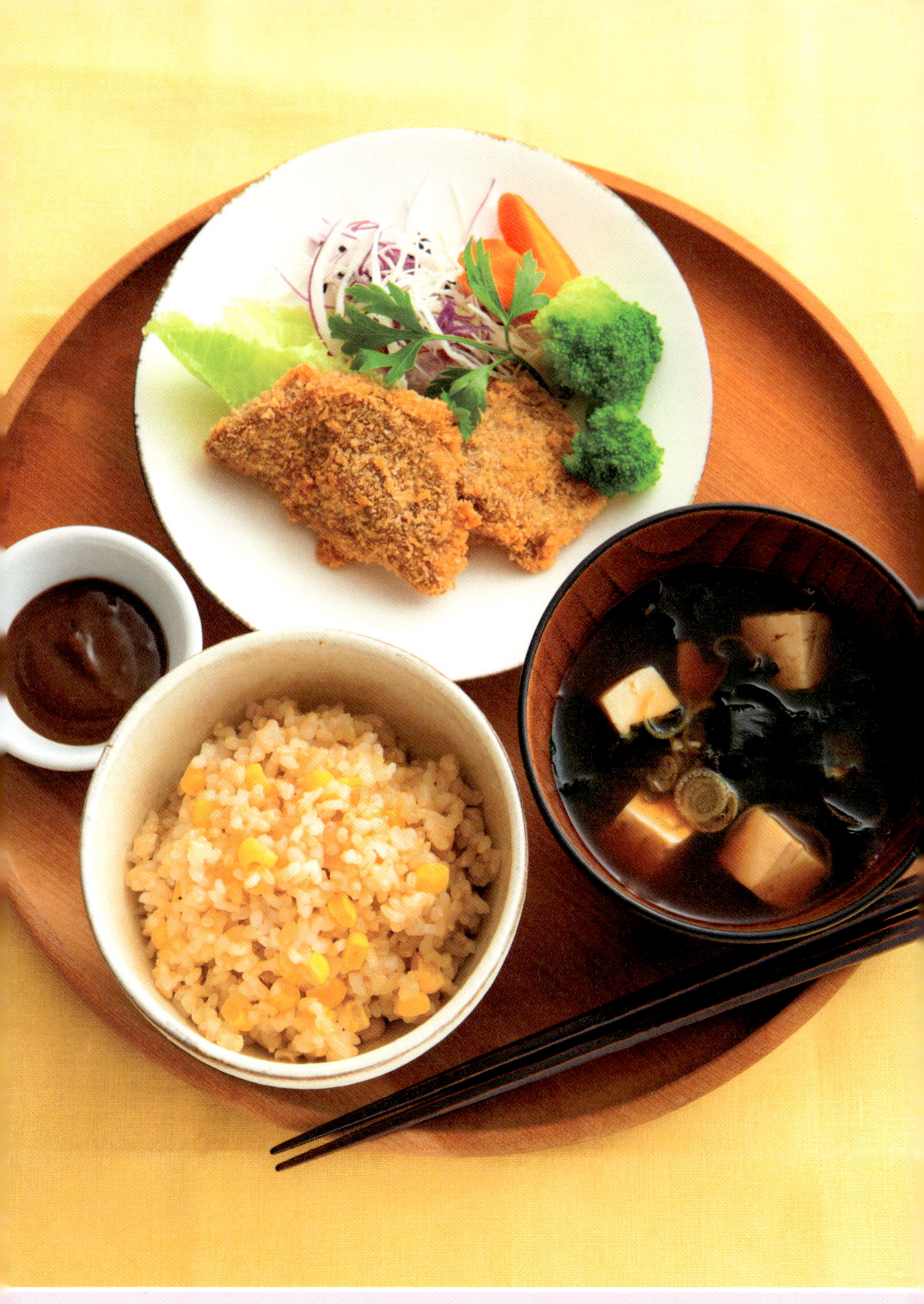

# とうもろこし入り玄米ごはん

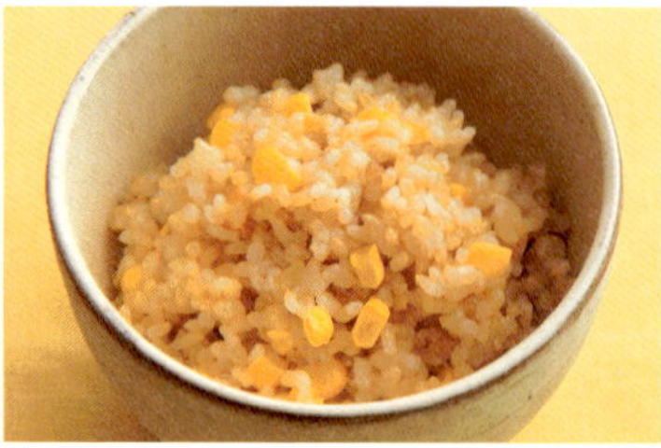

とうもろこしの軽さと甘さで気分をリラックス。
イライラをスッキリ解消♪

**材料（2人分）**

玄米…1カップ（200ml）
とうもろこし（生）…1/2本
水…260ml
　＊玄米の1.3倍
塩…ひとつまみ
パセリ…好みで

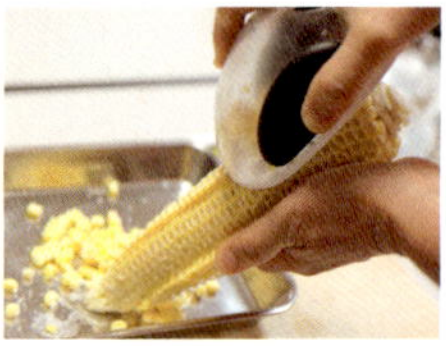

*photo-A*

**作り方**

❶　とうもろこしは粒を芯からはずす（*photo-A*）。このとき、あればコーンカッターなどを使うとはずしやすい。

❷　土鍋に洗った玄米、①のとうもろこし、分量の水を入れ、5分中火にかける。

❸　沸騰したら塩をふり、フタを閉めてロックをかけ、強火にして圧を上げる。

❹　圧力鍋のピンが上がったら、弱火にして23分炊く。
＊炊き方、炊き時間は圧力鍋の種類によって違いがあります。好みの炊き加減になるように、適宜調整してください。

❺　時間がきたら火からおろし、圧が自然に下がるのを待つ。ピンが下りたらフタを取り、しゃもじでさっくり天地返しをする。おひつに移して余分な蒸気をとばし、かたく絞った布巾をかける。

## Marie's memo

・好みでパセリのみじん切りを散らして食べてもおいしいです。

・残ったごはんはパラパラしているので、ブロッコリーや高菜を加えてチャーハンにするとよいです。しょうゆや塩、こしょうなどで味のアクセントをつけてみてください。男性や子どもにも好評のレシピです。

# 夏の味噌汁

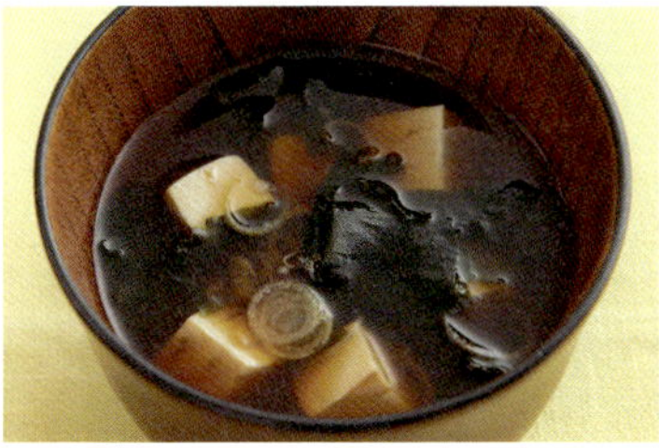

汗をよくかく夏はミネラルの補給も忘れずに。
麦味噌＋豆味噌でやる気アップ！
アクセントのみょうがで頭はスッキリと♪

材料（２人分）
木綿豆腐…1/4 丁
わかめ（乾燥）…２
みょうが…小１個
水…１と1/2カップ（300ml）
麦味噌…
　S＝大さじ１と1/2
　L＝大さじ１
豆味噌…
　S＝小さじ１
　L＝小さじ１

作り方
❶　木綿豆腐は１cmの角切りにする。
❷　わかめはさっと洗い、分量の水に入れてもどす。
❸　②のわかめのもどし汁とわかめを鍋に入れ、５分弱火にかけ、わかめだしをとる。
❹　③をさらに５分煮て、①の豆腐、③のわかめだしを少し入れて溶いた麦味噌と豆味噌を加え、ひと煮立ちさせたら火を止める。
❺　④を器に入れ、小口切りにしたみょうがをのせる。

## Marie's memo

・夏場の味噌汁の具には、オクラ、もやし、貝割れ菜、玉ねぎ、みょうが、長芋など季節の野菜を使うとよいです。麦味噌、豆味噌などの味噌の種類や分量は、体調に合わせて選びましょう。

# セイタンカツ

スタミナがほしいときにおすすめの一品。
植物性たんぱく質で力をつけて
エネルギーチャージ！

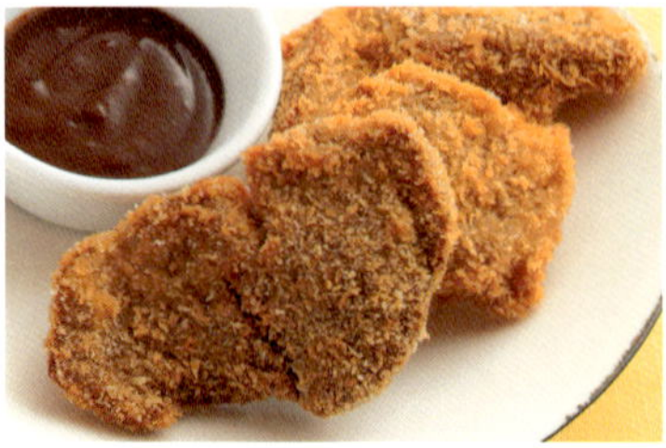

**材料（2人分）**

セイタン…100ｇ
全粒粉…大さじ3
葛粉…小さじ1
豆乳…大さじ3
生姜のしぼり汁…小さじ1/2
パン粉…適量
揚げ油（ごま油）…適量

［ソース］
豆味噌…大さじ1
りんごジュース…1/4カップ（50㎖）
葛粉…小さじ1/2

**作り方**

❶　セイタンは食べやすい大きさに切る。このとき、生のものはだし汁と生姜じょうゆ（ともに分量外）で適宜下味をつける。

❷　全粒粉、葛粉、豆乳、生姜のしぼり汁を合わせ、①のセイタンをくぐらせ、つぶして細かくしたパン粉をまぶし、180℃の油でカラリと揚げる。

❸　ソースを作る。豆味噌をりんごジュースで溶き、小鍋に入れて中弱火にかける。豆味噌が溶けたら、同量の水で溶いた葛粉を入れてとろみをつける。このとき、葛粉が多いと固くなりすぎるので要注意。

❹　②を器に盛り付け、③のソースを添える。

## Marie's memo

・セイタンは、水で練った小麦粉から取り出したグルテンのかたまりに、だし汁としょうゆなどで下味をつけたもの。良質の植物性たんぱく質が摂れるため、育ち盛りの子どもや体力仕事をした人、筋力を強くしたい人にはとくにおすすめです。ガッツリとした陽性のエネルギーであるため、肉の代わりにカツやハンバーグの材料として重宝します。

・油の摂取をひかえたい場合は、パン粉をビニール袋に入れて上から麺棒などでコロコロつぶし、粒子を細かくすると、油を吸収する量が少なくなります。また、セイタンを一口大に切り、厚めに切った玉ねぎと生姜で炒めてもよいです。

・ソースは、トマトを加えて煮込むと、よりスッキリした仕上がりになります。

・生姜のしぼり汁の代わりにクミンパウダーを入れてもよいです。

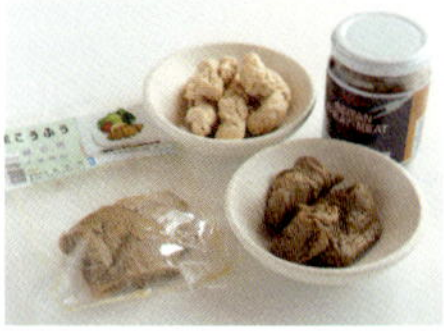

# キャベツサラダ

カツにベストマッチなキャベツ。
胃の働きをたすけ、油の分解と消化を促します！

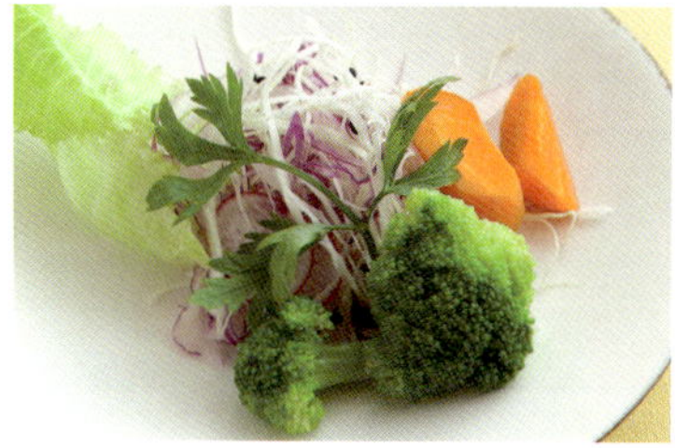

**材料（２人分）**

キャベツ…１枚
紫キャベツ…１枚
ラディッシュ…１個
にんじん…1/3本
ブロッコリー…4房（小房）
レタス…２～４枚
イタリアンパセリ…２本

**作り方**

❶　キャベツと紫キャベツはせん切りにして水でさらし、ザルに上げてシャキッとさせる。ラディッシュは輪切りにする。

❷　にんじんは食べやすい大きさの乱切りにし、塩ひとつまみ(分量外)を加えた湯で５分くらい蒸し煮にする。ブロッコリーも同様に蒸し煮にする。

❸　①と②、レタス、イタリアンパセリを器に盛る。

## Marie's memo

・キャベツはセイタンの消化をたすけてくれる働きがありますが、代わりに大根やレタスでもよいです。
・好みでドレッシングなどをかけて食べるとよいですが、とっても簡単なおすすめドレッシングを３つご紹介します。①バルサミコ酢大さじ2＋しょうゆ小さじ1＋白炒りごま小さじ1、②オリーブオイル大さじ2＋玄米酢大さじ2＋塩小さじ1/4、③梅酢大さじ2＋水大さじ2、いずれも材料を混ぜ合わせるだけで、できあがり！

Recipes 6

おすすめの時期：夏・8月頃　火

# 猛暑スッキリさわやかレシピ

夏を涼しく過ごしたいあなたへ！
夏野菜と麺類でさわやかクールダウン♪

太陽の陽性なエネルギーにひきつけられる真夏、大気はもっとも拡散する季節に入ります。植物はグングン伸びて大きな花を咲かせたり、子どもたちは身長がぐんと伸びたりと、成長著しい時期。また、1年中でもっとも汗をかく排泄の活発なシーズンです。酷暑の夏を少しでもさわやかに過ごすために、食材は陰性のものを適度に選んでバランスをとりましょう。調理法は加熱時間を短めにするなどひと工夫して、生野菜のサラダや浅漬け、サッとゆでた青菜などで上手にクールダウンしましょう。また、水分をたっぷり含んだ夏野菜は、体温を下げるすぐれもの。きゅうりやトマト、レタス、なす、とうもろこしは、夏の間に食べるとよいでしょう。ただし、スイカやぶどう、アイスクリームの食べすぎや冷たいジュースやビールの飲みすぎは、秋のむくみの原因になるのでほどほどに。

### カラダ

クーラーによるカラダの冷えすぎには気をつけたいものです。1年を通して見たとき、夏にしっかり汗をかくことは、冬の寒さにカラダを適応させるためにも重要なポイントとなります。体温は、汗を出すことでコントロールされるため、熱中症に気をつけながら、できるだけ自然な汗をかける環境で過ごすことも必要でしょう。

### ココロ

夏にお化けが怖いという人は、陰性のものの食べすぎで心臓がゆるみすぎ、パニックになりやすい傾向になってしまっているといわれます。また、膀胱にも水がたまっているかもしれません。スイカやかき氷の食べすぎにはとくに注意しましょう。玄米や根菜をしっかり噛んで食べると、カラダもココロも適度に引きしまり、怖がる気持ちも落ち着いてくるので不思議です。玄米もち米のおはぎもおすすめです。

### おすすめ食材

酢飯、そうめん、高きび、夏野菜（きゅうり、トマト、なす、オクラ、レタスなど）、かぼちゃ、枝豆、海苔、梅干しなど

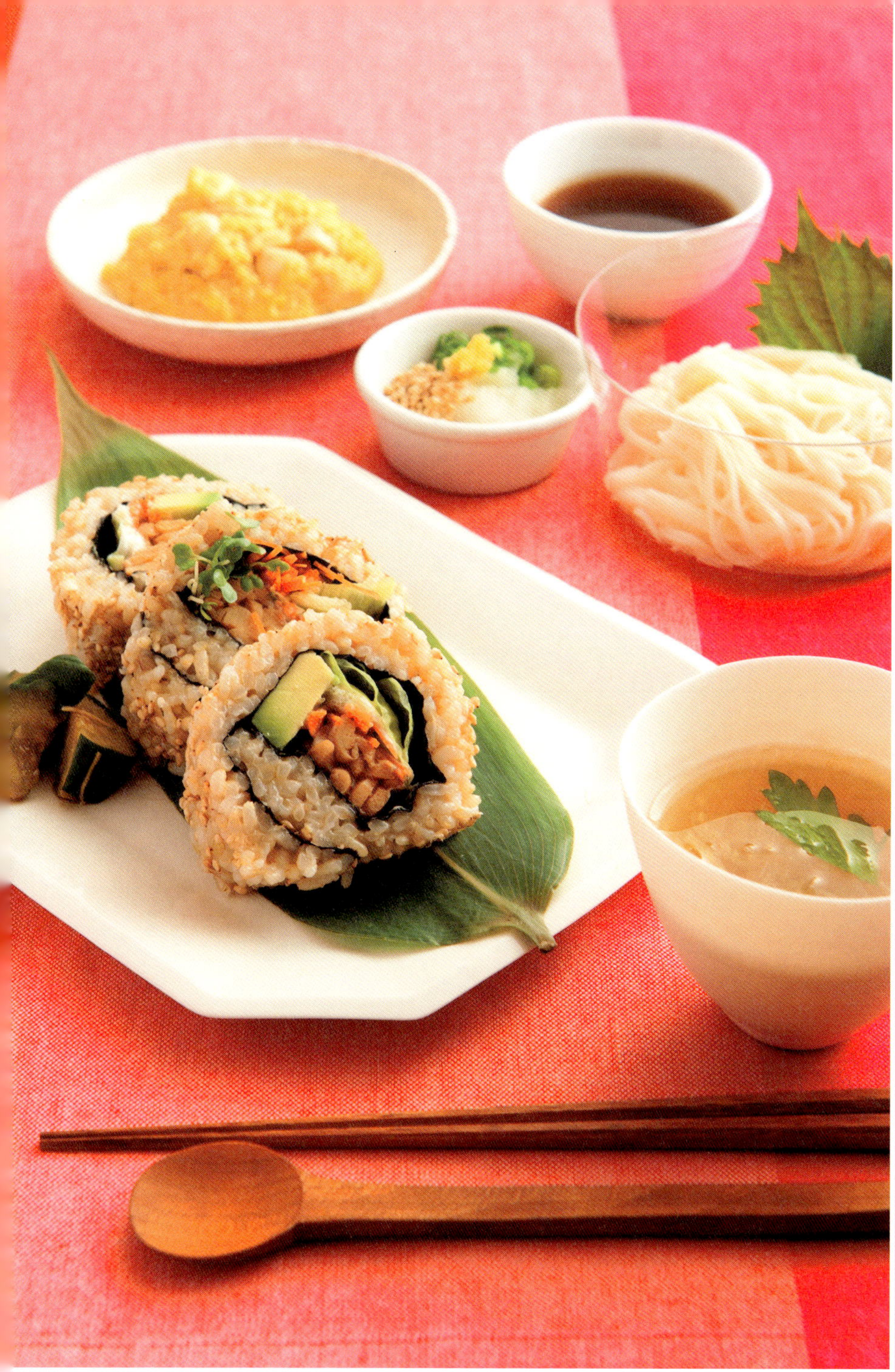

# カリフォルニア玄米ロール

陰性にした酢飯の玄米に
野菜と海藻がバランスよく入った逸品♪

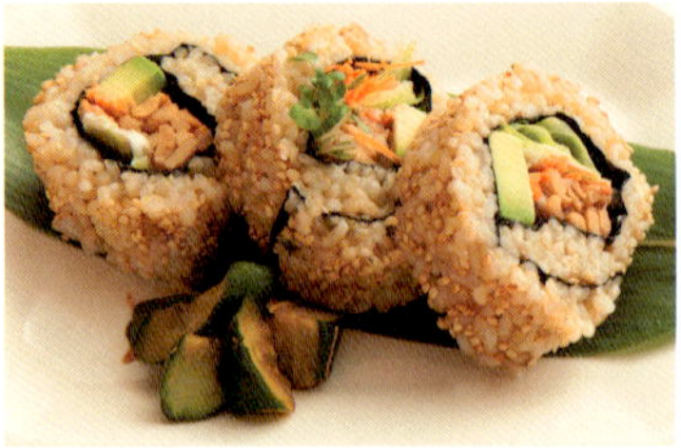

材料（2人分）
玄米…1カップ（200ml）
水…1と1/5カップ（240ml）
　＊玄米の1.2倍
塩…ひとつまみ
梅酢…大さじ1

［具材］
テンペ…1/2枚
おろし生姜…小さじ1
しょうゆ…小さじ1
すぐだし（P30）…大さじ1
地粉（薄力粉）…適量
ごま油…大さじ1
揚げ油（なたね油）…適量
にんじん…1/4本（30g）
レタス…1/2枚
アボカド…1/4個
貝割れ菜…少々
焼き海苔…1枚
白炒りごま…大さじ2

［ソース］
豆腐マヨネーズ＊…大さじ3
豆板醤（好みで）…小さじ1

作り方
❶　巻き簀をラップで両面とも包み込み、酢飯がつかないようにしておく。手水を用意する。
❷　玄米は分量の水と塩で炊き（炊き方はP29参照）、飯台に移して梅酢をふり入れ、冷ましておく。
❸　テンペは細長く切り、ごま油をひいたフライパンで両面をキツネ色に焼く。
❹　おろし生姜、しょうゆ、すぐだしを合わせたものを③に入れ、中火で炊いて煮きり（*photo-A*）、火からおろして粗熱をとる。
❺　④のテンペが冷めたら、地粉をつけて180℃の油でカラリと揚げる。
❻　にんじんはせん切りに、レタスは細切りに、アボカドは種を取って縦長の拍子切りにする。
❼　まな板の上に①の巻き簀をのせ、焼き海苔を置く。その上に②の酢飯を手水を付けながら全体に広げ、白炒りごまを全面にふり、ラップで軽くおさえる。

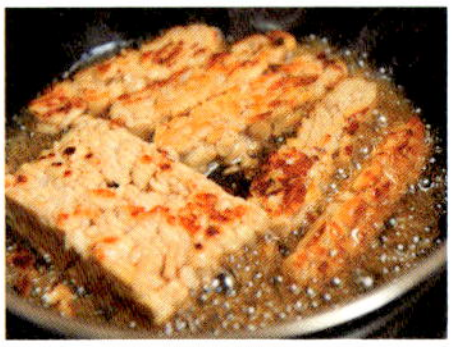
*photo-A*

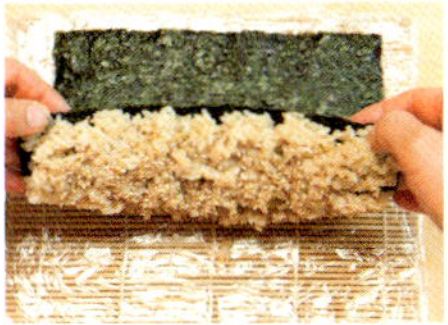

*photo-B*

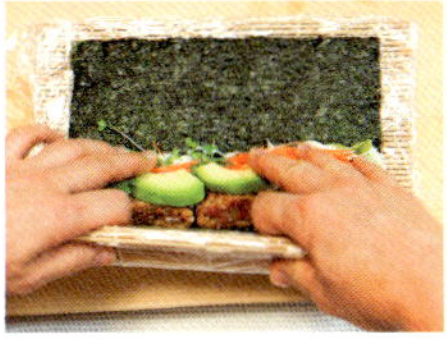

*photo-C*

❽　海苔の両角を持って⑦をひっくり返し、黒い海苔の面が上側になるようにする（*photo-B*）。

❾　手前1/3のところに混ぜ合わせたソースを薄くつけ、⑤のテンペ、⑥のアボカドを並べ、残りのソースをたっぷりのせる。さらにその上に、⑥のにんじんとレタス、貝割れ菜をのせ、一気に巻き込む（*photo-C*）。

❿　包丁を水で濡らし、⑨を８等分にする（まず、半分に切ってから、４等分すると切りやすい）。

### Marie's memo

・酢飯が海苔にくっつくため、巻きやすく、初心者でも作りやすい巻き寿司です。

・暑いときでも玄米を食べておくと、持久力がついて夏バテ防止などにも効果的です。玄米を食べやすい酢飯にして、いろいろな種類の野菜と組み合わせてバリエーションをつけると、食べる人の体調に合わせやすくなります。

・盛り付けるとき、器に笹の葉やハランを敷くと、彩りや清涼感がアップするのでおすすめです。

・夏野菜のきゅうりは、カラダの熱を下げ、水分補給を促します。乱切りにして、塩でもんだきゅうりに、せん切りの生姜、しょうゆ、みりん、小口切りの唐辛子を加えて漬け込むと、ミネラル補給に役立つ漬けものが簡単にできます。さらに辛子を少し加えるとピリッとして、汗が出やすくなり、夏向きのレシピになります。汗で流れ出たミネラル分はしょうゆと塩で補いましょう。

## ＊豆腐マヨネーズ

**材料（1カップ分）**
木綿豆腐…250g
白味噌…小さじ1/2（2g）
塩…小さじ1/2
米あめ…大さじ1/2
玄米酢…小さじ4
梅酢…小さじ2と1/2
レモンのしぼり汁…小さじ2
豆乳…1/4カップ

**作り方**

❶　木綿豆腐は布巾やキッチンペーパーなどに巻いて水気をきる。

❷　フードプロセッサーなどに①の豆腐を入れ、さらに残りすべての材料を加えて撹拌する。

❸　マヨネーズ状になるまでしっかり撹拌し、好みの濃度に豆乳（分量外）で調節する。

# 梅醤葛そうめん

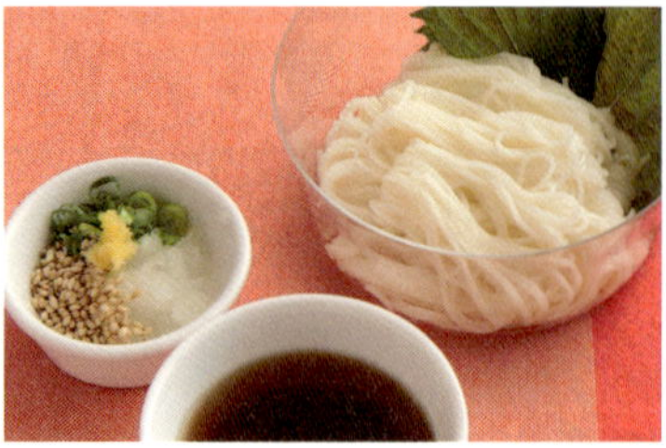

暑い夏はそうめんがツルリとおいしい〜♪
梅醤だれで、汗とともに流れ出してしまう
ミネラルを補給して、夏バテ、スッキリ！

材料（2人分）
葛そうめん…2束
青じそ…2枚

［梅醤だれ］
梅干し…2個
しょうゆ…大さじ2
湯…2カップ（400ml）
＊体調に合わせて調整。おいしいと思える濃さがちょうどいい！

［薬味］
生姜…ひとかけ
細ねぎ…大さじ2
大根おろし…大さじ2〜4
白炒りごま…大さじ2

作り方
❶ 鍋にたっぷりの湯をわかし、葛そうめんをゆで、ザルに上げて冷水でしめる。
❷ 梅醤だれを作る。梅干しは種を取り、すり鉢に入れてペースト状にすり、しょうゆを入れてすり合わせ、よく混ざったところに分量の湯を少しずつ入れてのばす。
❸ 薬味用の生姜はすりおろし、細ねぎは小口切りにする。
❹ ①の葛そうめん、青じそ、②の梅醤だれをそれぞれ器に盛り、薬味を添える。

**Marie's memo**

・梅醤とは、梅干しにしょうゆを混ぜ合わせたもので、頭痛や腹痛など、体調がすぐれないときの手当てに用いられています。梅干しとしょうゆが血液の質を高め、消化器管の働きをととのえ、血行を促してくれます。甘いものの摂りすぎからくるカラダのだるさ、頭痛、胃腸の冷え、夏バテ、下痢、二日酔い、生理痛、胃腸障害、疲労の改善に効果があるといわれています。

# もちきびアーモンド

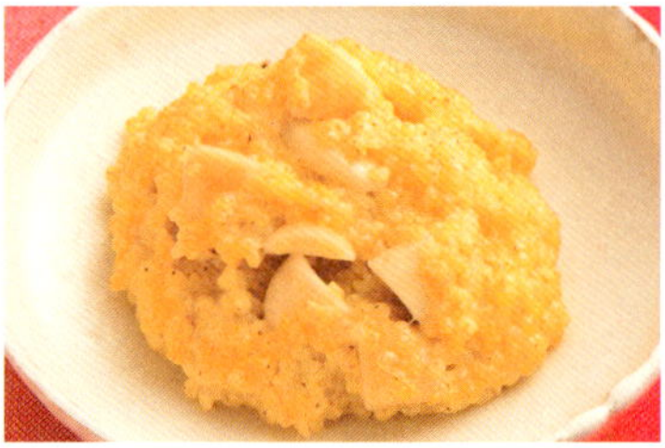

つぶつぶのもちきびと
アーモンドの組み合わせが
心臓をリラックスさせて気分スッキリ！

材料（2人分）
もちきび…1/2カップ（200ml）
アーモンド（皮付きのもの）
…1/4カップ（50ml）
水…1カップ（200ml）
塩…ひとつまみ

作り方
❶ 鍋にアーモンドを入れ、かぶるくらいの水（分量外）を加えて中火にかけ、煮立ったら弱火にして2〜3分煮る。ザルに上げて冷まし、指でつまんで皮をツルリとむき（*photo-D*）、ヨコ半分に切る。

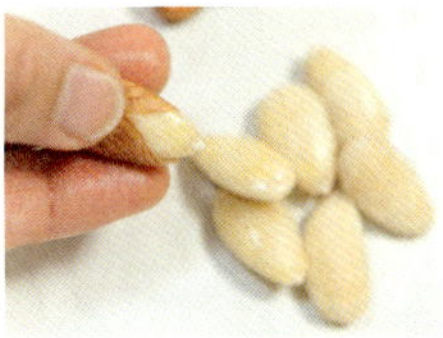

photo-D

❷　もちきびは細かい目のザルで洗い、圧力鍋に入れ、①のアーモンド、分量の水、塩を加えてフタをし、中火にかける。圧が上がったらガスマットを敷き､弱火で 10 分炊く。
❸　時間がきたら火からおろし、圧が自然に下がるのを待つ。ピンが下りたらフタを取り、しゃもじでさっくり天地返しをして器に盛る。

**Marie's memo**

・きびはイネ科の一年草で、たんぱく質、カリウム、カルシウム、マグネシウム、鉄、食物繊維などが豊富です。また、きびに含まれるたんぱく質には、善玉コレステロール値を上げる働きがあるといわれています。さらには心臓をリラックスさせる効果が期待でき、緊張タイプの人にはとくにおすすめのレシピです。

# セロリのスープ

肉類や卵、パンの食べすぎの人におすすめの陰性スープ。
体内の脂肪を溶かし、カラダの中からさわやかスッキリ♪

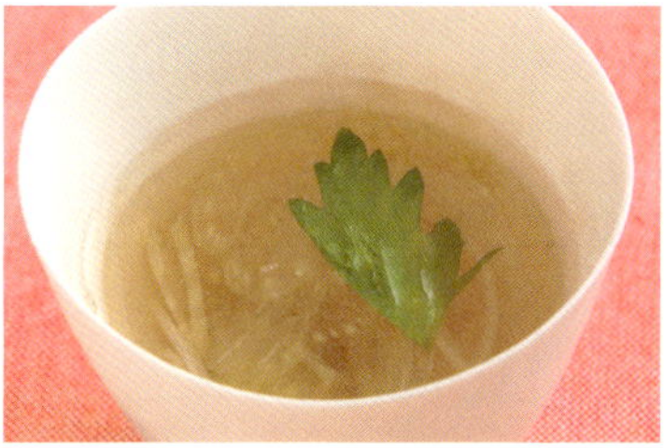

**材料（２人分）**

**セロリ**（茎）**…５㎝**（10g）
**玉ねぎ…1/4 個**（20g）
**干し椎茸…1/2 枚**
**水…大さじ２**
**すぐだし**（P30）
**…１と 1/2 カップ**（300ml）
**塩…少々**
**セロリの葉**（またはパセリの葉）
**…適量**

**作り方**

❶　セロリは斜め薄切りに、玉ねぎは回し切りに、干し椎茸は水でもどして回し切りにする。
❷　鍋に①のセロリを入れて中弱火で水炒めをし（水炒めについては P47 参照）、甘い香りがしてきたら、玉ねぎを加えて弱火にし、分量の水を加えてさらに炒める。玉ねぎが透き通ったら、①の椎茸を加えてさっと炒め、すぐだしを加える。
❸　中火にしてひと煮立ちさせたら、塩を加えて味をととのえ、弱火にして５分煮る。
❹　器にそそぎ、セロリの葉を散らす。

**Marie's memo**

・脂肪を溶かしやすくするセロリのスープ。寒い日には味噌を加えて食べると、温まります。

# Recipes 7

おすすめの時期：晩夏・9月頃　土

## 夏バテスッキリやさしさレシピ

ほがらかな気持ちでいたいあなたへ！
丸い野菜でハートバランスの調整を♪

まだまだ残暑が残る晩夏、時折涼しい風も吹いてきて少しずつ過ごしやすくなる季節です。この時期は、大気が停滞し始め、やる気もいまひとつ出てこないときでもあります。夏のはじけるような発散が徐々にフェードアウトしてきて、夏バテも出てくる頃。夏の外遊びが終わったあとは、生活のリズムを少しゆっくりさせてひと休みしましょう。また、カラダは真夏の冷たいものの食べすぎと水分の摂りすぎで重く、胃腸は冷えて消化力も弱っている頃です。そんな晩夏は、とくに胃や膵臓の不調のサインである食欲不振や消化不良、無気力が現れるとき。丸い形をした野菜のスープを上手に活用して、胃や膵臓を温めてあげましょう。

### カラダ

弱った胃や膵臓、脾臓には、キャベツやかぼちゃのエネルギーを活用して、栄養補給をしていきましょう。また、切り干し大根など乾物を使った料理で、真夏の冷たいものの摂りすぎによる冷えを解消しましょう。秋の準備はカラダの内側の衣替えも必須。涼しく風通しのいいカラダから、温かく熱を逃がさないカラダへと徐々に変化させましょう。カラダの声を聞きながら、食べものの陰陽バランスを上手にととのえていくのがポイントです。

### ココロ

胃腸が癒されて夏バテから解放されると、ココロにゆとりが出てきます。気持ちが安定して、人にやさしくなれる余裕も出てきます。カラダとココロは連動しているため、胃や膵臓の調子が悪いと不安を生み、疑いや嫉妬を引き起こして心配性になってきます。甘い野菜のスープで胃腸の調子をととのえると自然とココロも安らぎ、落ち着きを取り戻します。

### おすすめ食材

もちあわ、キャベツ、かぼちゃ、玉ねぎ、にんじん、あらめ、つゆ豆など

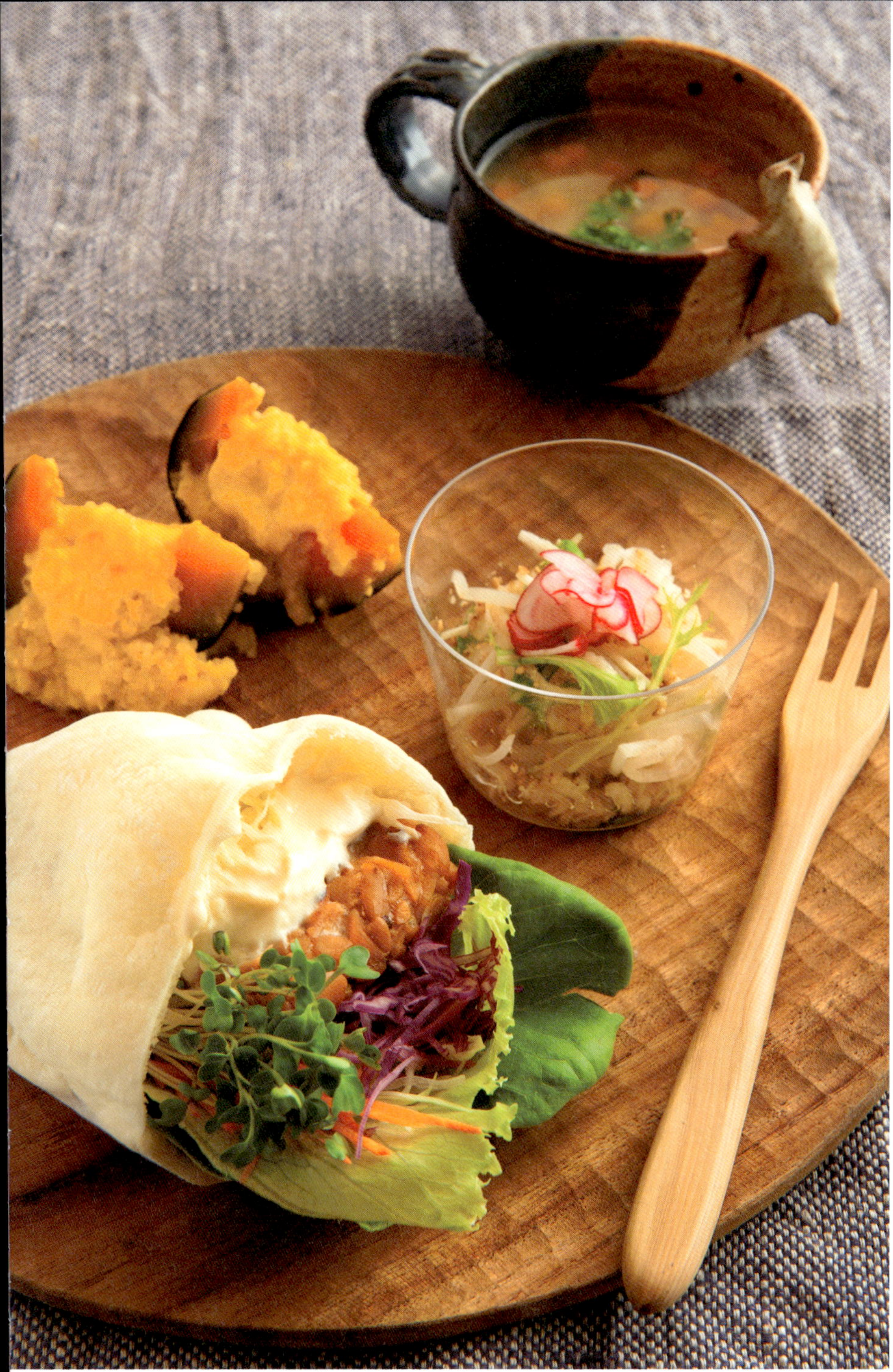

# テンペのピタパンサンド

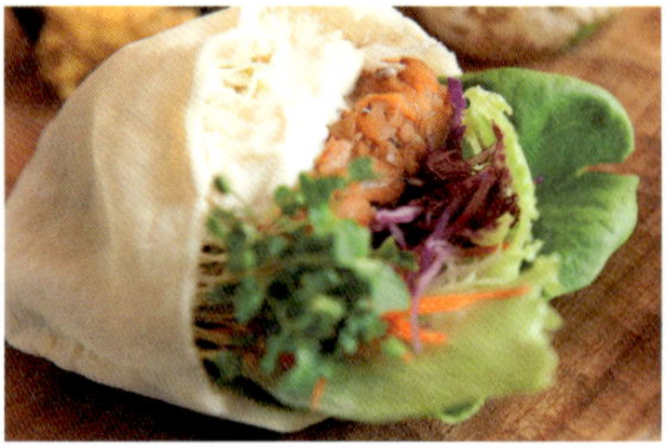

軽い昼食におすすめのレシピ。
テンペと野菜の組み合わせでお通じスッキリ♪

**材料（2人分）**

［テンペの照り焼き］
テンペ…1枚（タテ9㎝×ヨコ12㎝）
なたね油…適量

［たれ］
玉ねぎ（すりおろしたもの）
…1/2カップ（100㎖）
しょうゆ…大さじ1
みりん…大さじ1
米あめ…大さじ2
生姜のしぼり汁…小さじ1
すぐだし（P30）
…1/2カップ（100㎖）

ピタパン…1枚
紫キャベツ…1/2枚
にんじん（薄切り）…4枚
レタス…2枚
スプラウト…10g
白練りごま…大さじ2
豆腐マヨネーズ（P65）…大さじ4

**作り方**

❶ 鍋にたれの材料をすべて入れ、中火にかける。ひと煮立ちさせたら、弱火で10分煮る（一晩おくとより甘くなる）。
❷ テンペはタテ4.5㎝×ヨコ6㎝くらいの大きさに切り、なたね油を熱したフライパンで両面をきつね色に焼く。
❸ ①に②のテンペを加え、味がしみ込むように弱火で煮込む。水分が少なくなってきたら、火を止め、フタをしてそのまま冷ます。
❹ 紫キャベツ、にんじんはせん切りにする。
❺ ピタパンは半分に切り、白練りごまを内側に塗る。
❻ レタスを適当な大きさにちぎり、その上に④の紫キャベツとにんじん、③のテンペとスプラウトを重ね、ピタパンの中に入れ、豆腐マヨネーズをかける。

## Marie's memo

・テンペの照り焼きは、そのままでおかずになります。とくに食欲が落ちているときなど、発酵食品のテンペを野菜と一緒にピタパンにはさめば、ボリュームも出ておなかも満足。
・テンペの代わりに、豆腐を味噌漬けにして軽くソテーした豆腐ステーキや、高野豆腐のカツをはさむのもよいです。
・ピタパンの代わりに天然酵母パンなどでサンドイッチにしてもよいです。

# スウィートベジタブルスープ

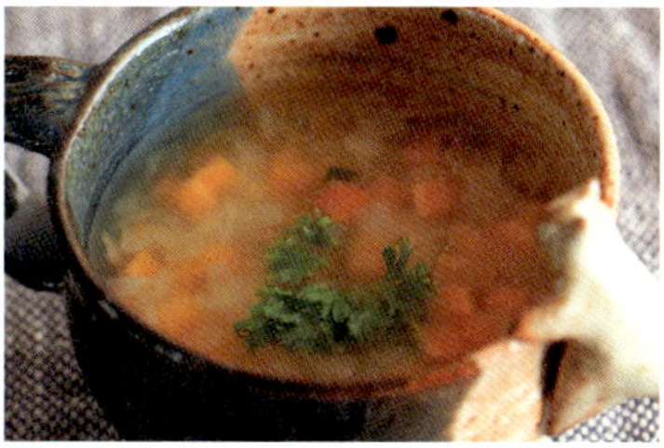

鶏肉や卵、パンの食べすぎで
かたくなった膵臓をやわらかくするスープ。
気持ちがリラックスして
やさしくなるのが不思議です～♪

**材料（２人分）**

**玉ねぎ**（５㎜角に切ったもの）
　**…1/8 カップ**（25㎖）
**キャベツ**（５㎜角に切ったもの）
　**…1/8 カップ**（25㎖）
**かぼちゃ**（５㎜角に切ったもの）
　**…1/8 カップ**（25㎖）
**にんじん**（５㎜角に切ったもの）
　**…1/8 カップ**（25㎖）
**はと麦…1/8 カップ**（25㎖）
**水…3 カップ**（600㎖）
**塩…ひとつまみ**
**パセリ…少々**

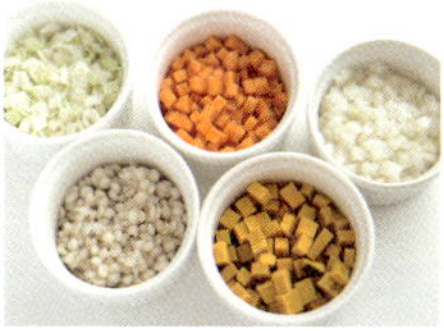

*photo-A*

**作り方**

❶　はと麦は一晩水につけておく。
❷　鍋に①のはと麦と分量の水を入れ、中火にかけ、煮立ったら弱火にして 20 分煮る。
❸　それぞれ５㎜角に切った玉ねぎ、キャベツ、かぼちゃ、にんじん（*photo-A*）を順番に②の鍋に入れる。
❹　煮立ったら塩ひとつまみを入れ、弱火にして 15 分煮る。
❺　仕上げに味をみて、塩気が足りなければ、さらに塩を加えて味をととのえる。
❻　器にそそぎ、ちぎったパセリを散らす。

## Marie's memo

・甘いものがやめられない人におすすめのスープです。甘いもの（陰性）がやめられないのは、塩気や鶏肉、卵、固いパンなど（陽性）、引きしめる力の強い食べものの食べすぎが原因のことが多いため、食生活を見直してみるとよいでしょう。

・毎日がイライラして不安な人は、肝臓と膵臓が疲れ気味かもしれません。このスープは、肝臓と膵臓に野菜とはと麦の糖分（多糖類）がゆっくり働きかけてリラックスさせる効果が期待できるため、不安定な気分や、うつの気配を感じたときにおすすめです。肝臓と膵臓をリラックスさせ、カラダとココロのバランスをととのえ、気持ちを安定させてくれます。

# コーンオムレット

夏に冷たいものを食べすぎたり、飲みすぎた人に。
冷えた胃腸をやさしい甘みで癒しましょう♪

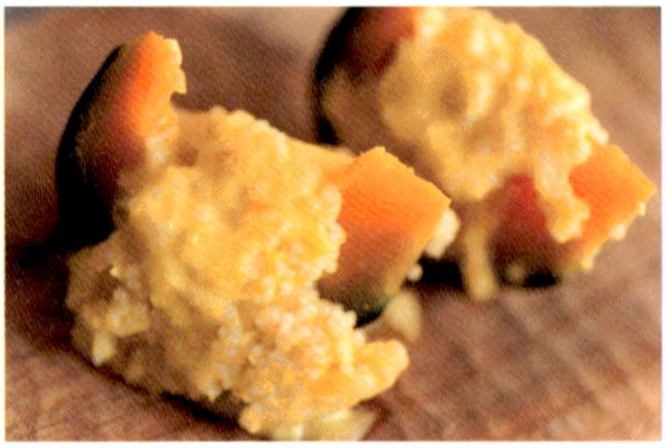

**材料**（２人分）

**かぼちゃ**（あれば坊ちゃんかぼちゃ）
…20g

**とうもろこし**（生）…**1/2本**

**塩…少々**

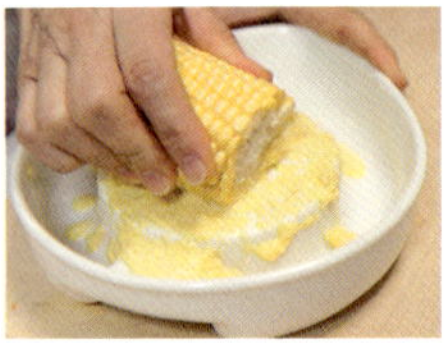

*photo-B*

**作り方**

❶　かぼちゃはくし切りにして塩をふる。

❷　とうもろこしは粒をすりおろす（*photo-B*）。

❸　蒸し器にクッキングシートを敷き、①のかぼちゃを入れ、②のとうもろこしをかぼちゃの上にのせるようにかけ、塩をふり、中火で10～15分蒸す。

❹　かぼちゃに竹串を刺し、すっと通ったら蒸し上がり。

❺　火からおろし、器に盛る。

## Marie's memo

・夏が終わったあとは、とうもろこしの代わりに、きびやもちあわなど（1.5倍の水で10分程度炊いた雑穀）をかぼちゃにのせてもよいです。雑穀とかぼちゃのお粥も疲れた胃にはおすすめです。

# 切り干し大根サラダ

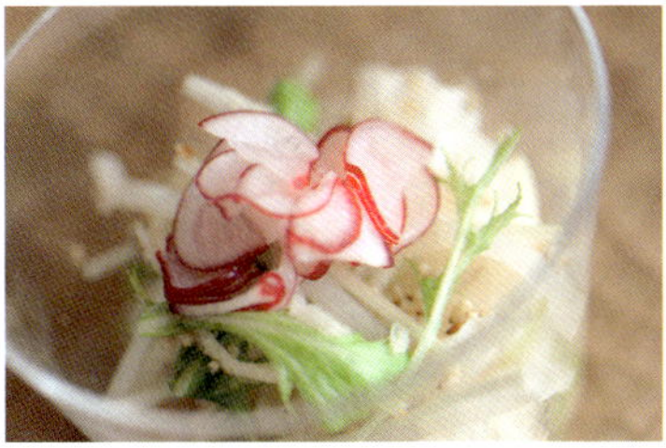

腸にたまった古い脂肪の大掃除。
腸がきれいになると血液もきれいに元気になります♪

**材料（２人分）**
**切り干し大根…６g**
**もやし…10g**
**ラディッシュ…２個**
**水菜…２～３本**
**白炒りごま…小さじ１**

**［ドレッシング］**
**玄米酢…小さじ１**
**梅酢…大さじ２**
**水…大さじ２**
**しょうゆ…小さじ１**

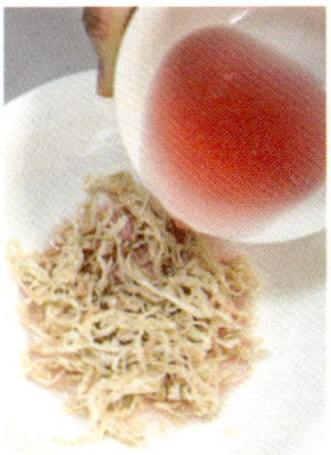
*photo-C*

**作り方**

❶ ドレッシングの材料はすべて混ぜ合わせる。
❷ 切り干し大根は水でさっと洗い、①のドレッシングをかけてもどす（*photo-C*）。
❸ もやしはさっと塩ゆでにして水に取り、シャキッとさせる。
❹ ラディッシュは輪切りにし、梅酢（分量外）をかける。
❺ 水菜は３㎝長さに切る。
❻ ②③⑤と白炒りごまを混ぜ合わせ、器に盛り、④のラディッシュを添える。

## Marie's memo

・脂肪を溶かしやすくし、繊維が豊富なダイエット食材といわれる切り干し大根。薄めた梅酢や玄米酢でもどし、季節の野菜と合わせた、さっぱりと食べられるレシピです。

# Recipes 8

おすすめの時期：秋・10月頃　金

## むくみスッキリ小顔レシピ

顔のむくみをとりたいあなたへ！
引きしめる力を取り入れて♪

実りの秋、食べものがおいしく1年でも食事が楽しい季節です。なかでも、一番の楽しみは新米！　炊きたてのほっこりした玄米は甘く、豊かな味わいにカラダが芯から喜びます。

また、桃や梨も秋の香りを運んできてくれますし、根菜類や栗など、冬に向けてカラダを温めてくれる食材もおいしくなってきます。この時期、顔のむくみが気になる人は、夏の間に水分の多い夏野菜や果物を食べすぎたり、ジュース、アルコール類を飲みすぎてしまったことが原因だと思われます。顔や体がむくんでいると、せっかくの食欲&おしゃれの秋が台無しです。水気を引き寄せる塩気やパンをひかえ、豆や根菜の引きしめる力で、余分な水気を排泄して、小顔のスッキリ美人を目指しましょう！

### カラダ

黒豆と栗の入った玄米ご飯を一口50回以上噛めば、これだけでも小顔効果あり！　また、栗は引きしめ効果が、黒豆は女性ホルモンを活発にして髪の毛をツヤツヤにする効果が期待できます。そして、ひじき、れんこんには肺や気管を引きしめる力があります。調理時間を長くしたり、豆や根菜類をメニューに取り入れたりして、キュッと引きしまった小顔を手に入れましょう。

### ココロ

ロマンティックな気分になりやすい秋ですが、冷えやむくみがとれると、カラダの内側からの圧迫感や重さがなくなり、ココロに解放感が訪れます。集中力がアップして、発表会など1年の成果を人に見てもらうことが楽しくなり、滞っていた仕事もサクサク仕上げていけるでしょう。

### おすすめ食材

玄米、黒豆、栗、れんこん、水菜、きのこ、ひじき、りんごなど

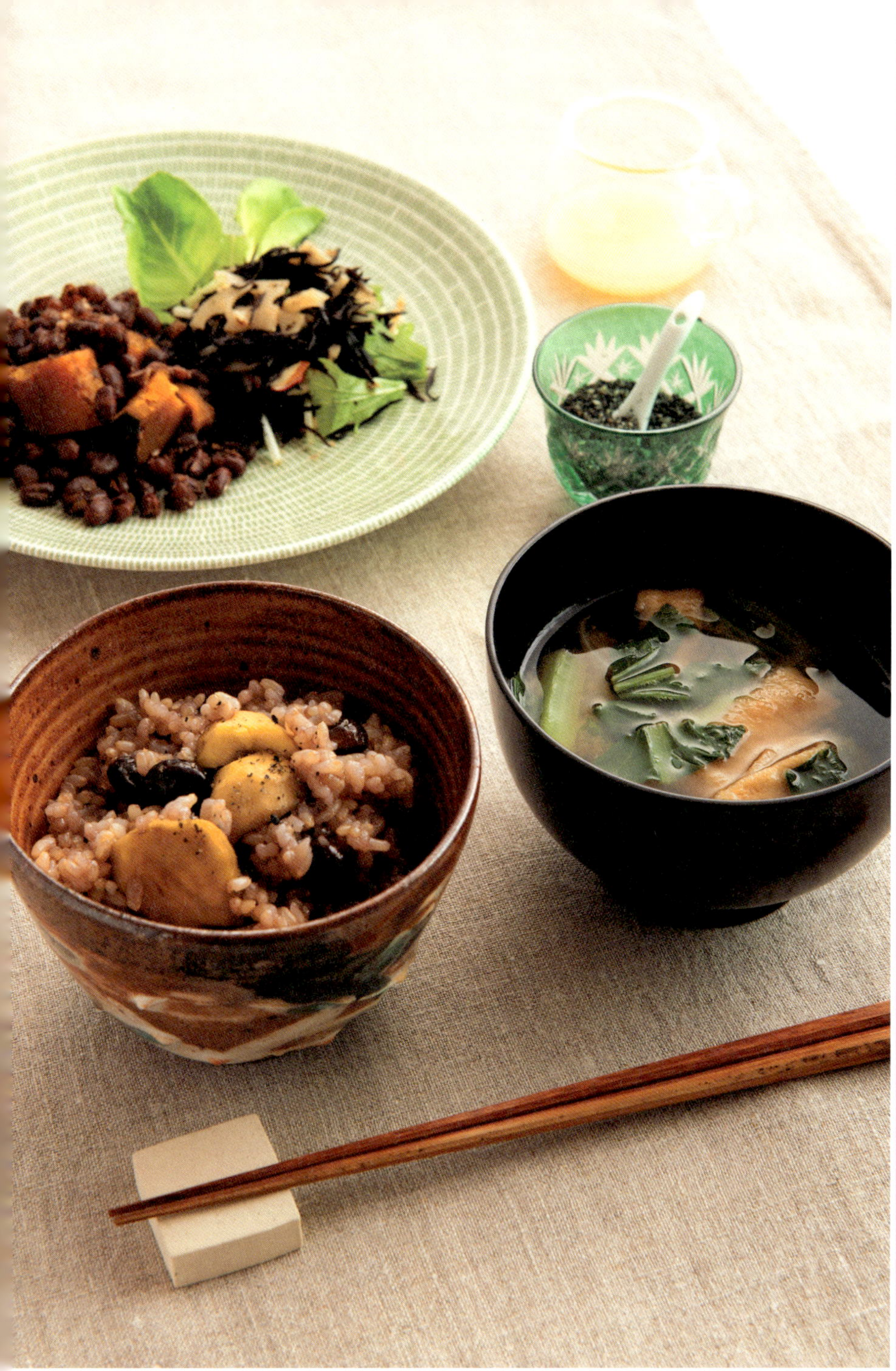

# 黒豆と栗の玄米ごはん

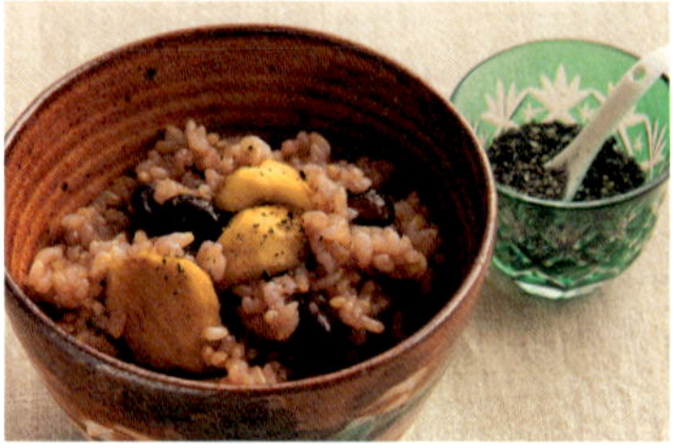

新米と栗がおいしい秋におすすめのレシピ。
黒豆を加えて女性ホルモンを活発にして
髪もツヤツヤに！

**材料（２人分）**

**玄米…１カップ（200㎖）**
**黒豆…1/5 カップ（40㎖）**
**かち栗…6 個**
**水…１と 1/2 カップ（300㎖）**
**＊玄米＋黒米の**
**1.2 ～ 1.3 倍が目安**
**昆布…切手大１枚**
**ごま塩…適量**

**作り方**

❶ 玄米と黒豆は別々に洗い、分量の水に５～６時間つける。
❷ かち栗は水につけて戻す。
❸ 圧力鍋に①②、昆布を入れ、中火にかけ、沸騰したらフタを閉めてロックをかけ、強火にして圧を上げる。
❹ 圧力のピンが上がったら、弱火にしてガスマットを敷き、24 分炊く。
＊炊き方、炊き時間は圧力鍋の種類によって違いがあります。好みの炊き加減になるように、適宜調整してください。
❺ 時間がきたら火からおろし、圧が自然に下がるのを待つ。ピンが下りたらフタを取り、しゃもじでさっくり天地返しをする。おひつに移して余分な蒸気をとばし、かたく絞った布巾をかける。
❻ 器に盛り、ごま塩をかける。

## Marie's memo

・黒豆と栗の入った玄米ご飯を一口150回以上噛めば、それだけでも小顔効果あり！　黒豆は女性ホルモンの働きを活発にし、髪のツヤをよくする効果が期待できる食材です。ご飯に入れる豆は、黒豆のほかに、小豆やひよこ豆など、食べたい気分を大切にしながら選んでいくのもおすすめです。また、栗は生栗、甘栗、かち栗などいろいろありますので、手に入りやすいものを使うとよいでしょう。ちなみに、かち栗とは栗を乾燥させたもので、甘みの強い、日本の伝統的な保存食です。

# 小松菜と油揚げの味噌汁

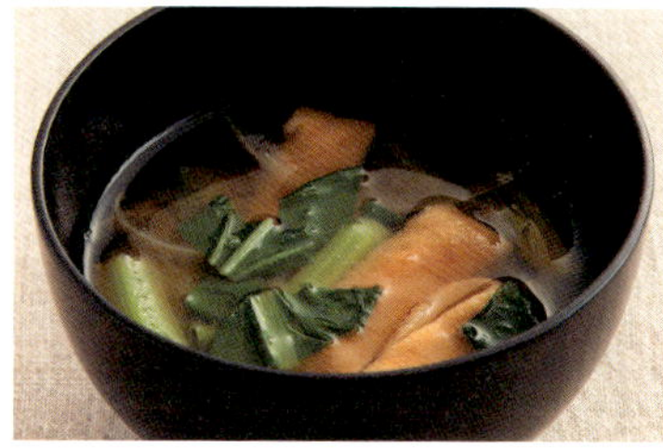

青菜の味噌汁は
肝臓をきれいにするといわれる定番味噌汁。
熱々でいただいて瞳もスッキリ！

**材料（2人分）**
**すぐだし**（P30）
**…1と1/2カップ**（300ml）
**米味噌…**
**S＝大さじ1**
**L＝小さじ1**

**［具材］**
**小松菜…25g**
**油揚げ…1/4枚**

**作り方**

❶　小松菜は3cm長さに切る。油揚げは熱湯をかけて油抜きをし、短冊切りにする。

❷　鍋にすぐだしを入れて煮立たせ、①を入れ、中火にかける。煮立ったら弱火にして5分煮る。

❸　米味噌は小鉢などに入れ、②のだし汁を少し入れて溶き、ふんわりと②の鍋に入れ、30秒煮て火を止める。

## Marie's memo

・小松菜の代わりに大根菜やかぶの葉など、緑が濃い葉物もおすすめです。また、油揚げの代わりに板麸や麸、車麸、豆腐などでたんぱく質を補充していきましょう。

# 小豆かぼちゃ

低血糖症の人におすすめ！
血糖値の安定と砂糖の排泄をたすけ、
むくみスッキリ♪

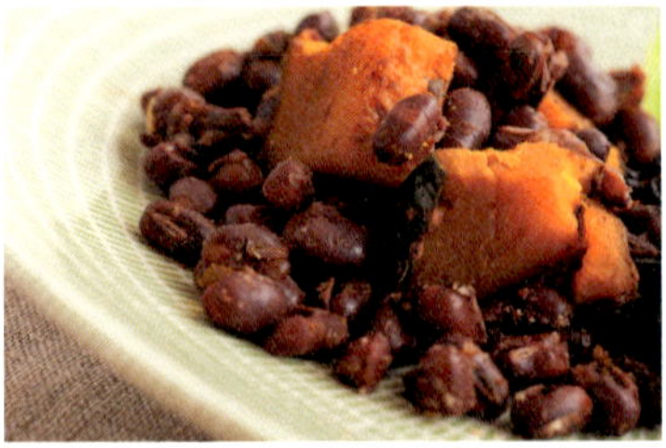

**材料（２人分）**
小豆…1/2 カップ（100㎖）
昆布…２㎝角１枚
水…１と 1/2 カップ（300㎖）
　＋ 1/4 カップ（50㎖）
かぼちゃ…150g
塩…ふたつまみ

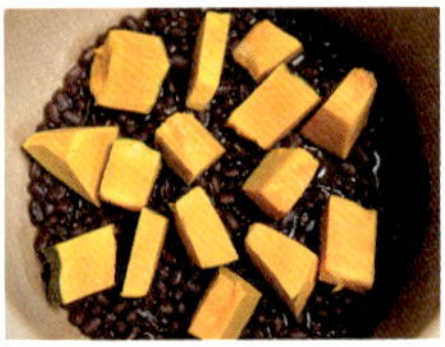

*photo-A*

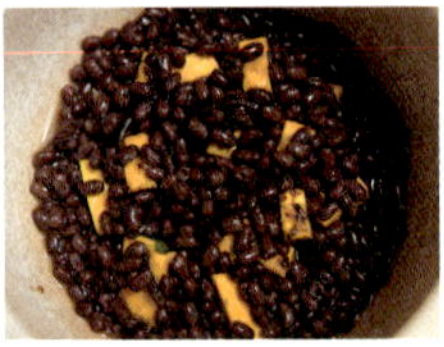

*photo-B*

**作り方**

❶　小豆は水で洗い、２～８時間水につけたものを土鍋に入れる（時間がない場合は、昆布とともに圧力鍋に入れて 10 ～ 15 分炊く）。昆布と１と 1/2 カップの水を加え、中火にかける。
❷　①が煮立ったら 1/4 カップの水を入れ（これをびっくり水という）、小豆が踊るくらいの弱火にする。指でつぶせるくらいのやわらかさになるまで炊く（目安は 30 ～ 40 分）。
❸　かぼちゃは一口大に切って塩をふり、手でもむ。
❹　②に③のかぼちゃを加え、フタをして弱火で 15 分炊く。
❺　かぼちゃの青臭い匂いが消えて、甘い匂いがしてきたら、火を止め、５分蒸らす。

## Marie's memo

・血糖値を安定させたい人や甘いものがやめられない人におすすめのレシピです。
・④で小豆にかぼちゃを加えるとき、小豆の煮汁を少し多めに残し、かぼちゃを小豆の上に置いて塩をふり（*photo-A*）、弱火にかけると、体質が陽性な人におすすめな、甘くてサラッとした陰性な仕上がりになります。また逆に、煮えた小豆を一度ボウルに取り出してから鍋底にかぼちゃを並べ、取り出した小豆を上からフタをするようにのせて塩をふり（*photo-B*）、フタをして弱火にかけると、体質が陰性な人におすすめなホコホコして甘味が強い、陽性な仕上がりになります。

# ひじきサラダ

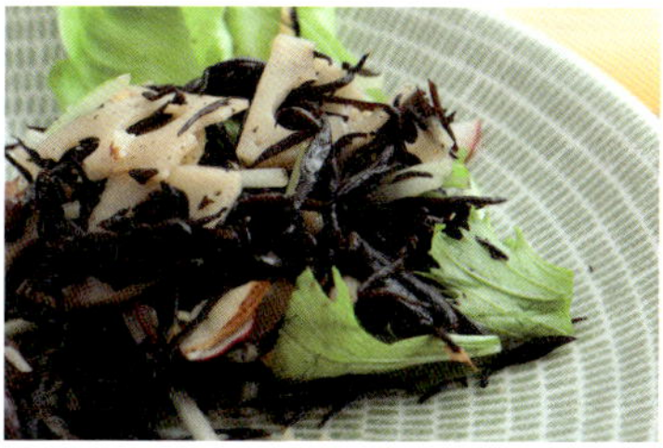

カルシウムたっぷりのひじきは
れんこんと一緒に油で炒め、吸収力をアップ！
気管や肺、血管を丈夫にしてくれ、声もスッキリ♪

**材料（2人分）**

ひじき（乾燥）…10g
れんこん…20g
水菜…20g
サラダ菜…適量
ごま油…小さじ1
水…1/2カップ（100㎖）
しょうゆ…大さじ1
スライスアーモンド…10g

［ドレッシング］
玉ねぎ（すりおろしたもの）
…大さじ1
レモンのしぼり汁…大さじ2
オリーブオイル…大さじ2
塩…少々

**作り方**

❶ ひじきは水で2～3回洗い、しっかり砂を落としてからボウルに入れ、10分くらい水につけてもどし、食べやすい長さに切る。このとき、ボウルの底には砂がたまっているので、すくわないように注意する。
❷ れんこんは水でよく洗い、皮はむかずにそのまま薄いいちょう切りにする。
❸ 鍋にごま油を熱して②のれんこんを炒め、透き通ったら鍋の端に寄せ、①のひじきを加えて3分炒める。分量の水を入れ、しょうゆを加えて味をととのえ、煮汁がなくなるまで煮て火を止める。
❹ 水菜は4㎝長さに切り、スライスアーモンドはから煎りする。
❺ ドレッシングの材料はすべて混ぜ合わせる。
❻ ボウルに粗熱がとれた③、④の水菜とスライスアーモンドを入れて和え、サラダ菜の上に盛り、⑤のドレッシングを添える。

## Marie's memo

・気管を引きしめ、カルシウム補給や体液の浄化力アップに役立つレシピです。陰性にしたいときには、海藻を岩のりやわかめ、あらめなどに代えるとよいです。

# Recipes 9

おすすめの時期：秋・11月頃　金

# おなかまわりスッキリ快腸レシピ

ウエストを細くしたいあなたへ！
便秘解消＆腸のお掃除促進で気分爽快♪

集中力が高まり、文化や芸術の花が咲く季節。1年の成果が結実し、発表会なども盛んに行われる時期です。みずみずしい大根やれんこん、ごぼうなどが店先にたくさん並び始めます。それらの野菜は、肺と大腸の浄化をたすけてくれます。この時期、咳が出る人にはれんこん料理がおすすめです。また、大腸が活発に働くこの季節は、腸の大掃除を集中的に行って美腸をつくるチャンスです。

ちなみに便秘にも陰陽がありますが、陽性の便秘は、肉や魚、卵、パン、クッキー、せんべいなどの食べすぎにより腸が強く引きしまりすぎた結果、起こることが多いといわれています。とくに肉の食べすぎは腸の絨毛を消耗させ、かたくしてしまうといわれています。反対に陰性の便秘は、白砂糖たっぷりのケーキやチョコレート、アイスクリームなどの乳製品、果物などの食べすぎにより、腸がゆるんで停滞してしまったことが原因とされます。便秘の腸は良質の栄養を吸収できないため、きれいな血液をつくることができません。便秘は腸の問題にとどまらず、血液全体の問題へとつながっていきます。

## カラダ

年齢を重ねても肌がきれいで若々しい人は、腸がきれいな証拠。腸美人になるためにも、食物繊維いっぱいの玄米と大根で腸の大掃除をしましょう。また、ごぼうは引きしめる力が強いので、陰性の便秘解消には最適です。そして、体内酵素を活性化させる方法が咀嚼。とにかく、よく噛んで唾液を出すことです。一口100～200回噛むと驚きのスッキリ体験ができますよ。また、腸は下唇とも対応しているので、便秘が解消されると下唇が引きしまります。

## ココロ

便秘があると憂鬱で重たい気分になりますが、スッキリ解消できた途端、見事に頭が冴えてくるので不思議です。腸は脳と対応しているため、思考に没頭したり、インスピレーションやアイデアをひねり出したいときは、腸の状態を見直してみるとよいでしょう。便秘が解消され、美腸になると素直な気持ちで物事が見えてくるので、判断力が高まります。

## おすすめ食材

玄米、ごぼう、大根、にんじん、春菊、きのこ、ぎんなん、豆味噌、柑橘類など

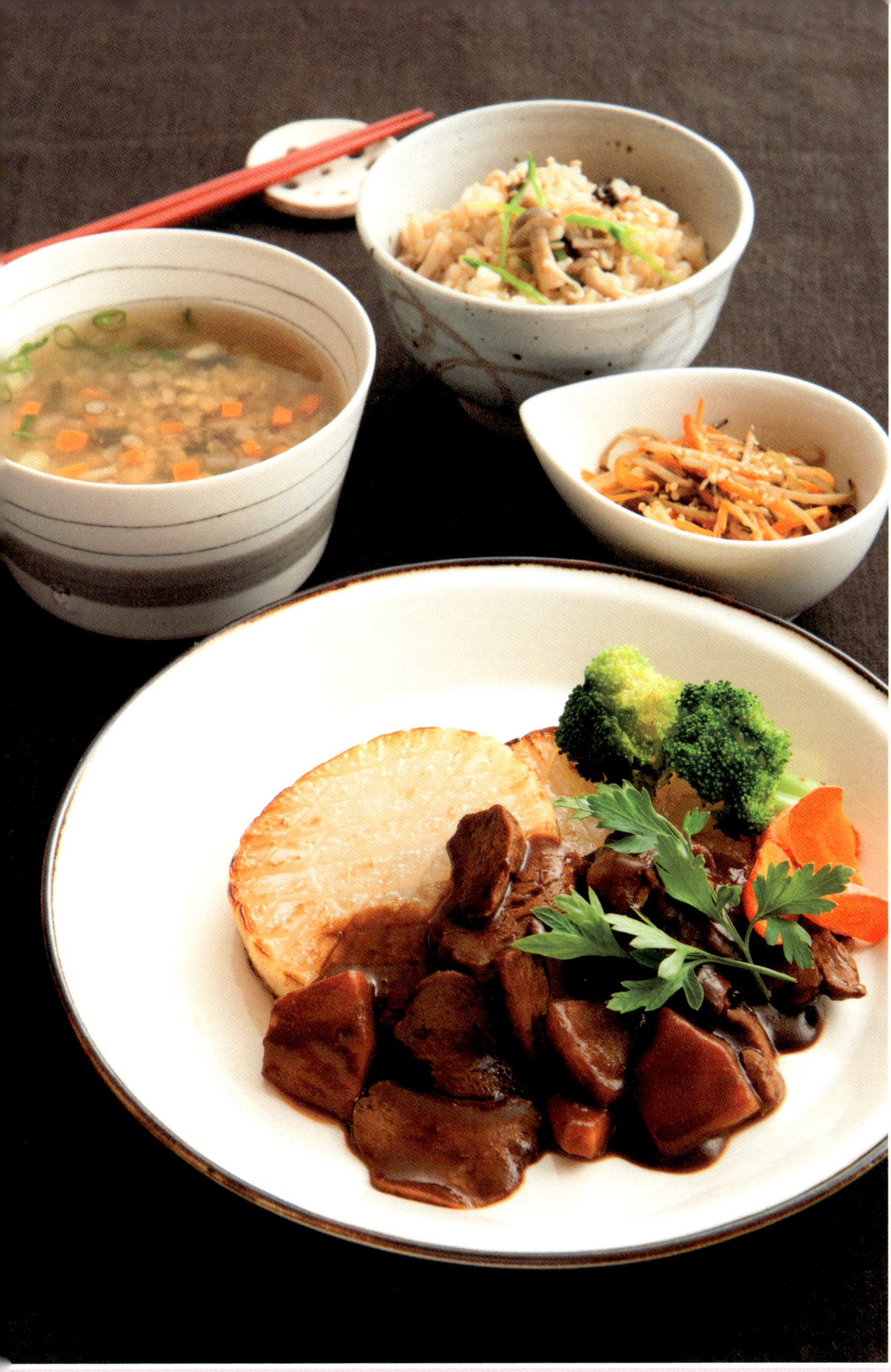

# しめじ玄米ごはん

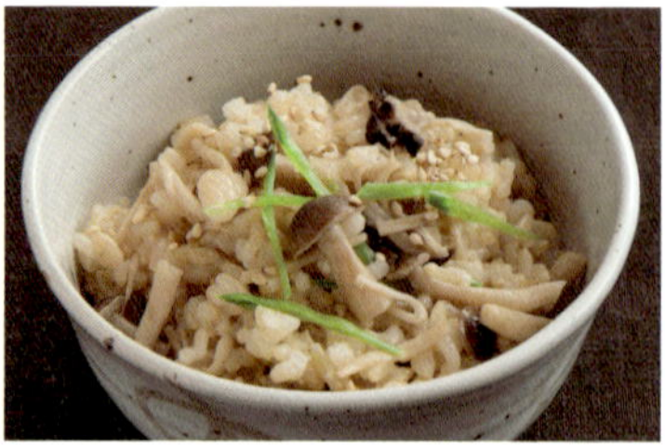

もち玄米と旬のきのこを使って
肌をしっとりスッキリ♪

**材料（２人分）**

玄米…4/5 カップ（160㎖）
もち玄米…1/5 カップ（40㎖）
しめじ…1/4 株（20g）
生姜…10g
水…１と 1/5 カップ（240㎖）
　＊玄米＋もち玄米の 1.2 倍
塩…ひとつまみ
白しょうゆ…大さじ１
絹さや…２枚

**作り方**

❶　玄米ともち玄米は合わせて洗い、分量の水に１時間つける。

❷　しめじはほぐし、生姜はみじん切りにする。

❸　圧力鍋に①、②、塩、白しょうゆを入れ、中火にかけ、沸騰したらフタを閉めてロックをかけ、強火にして圧を上げる。

❹　圧力鍋のピンが上がったら、弱火にしてガスマットを敷き、24 分炊く。

＊炊き方、炊き時間は圧力鍋の種類によって違いがあります。好みの炊き加減になるように、適宜調整してください。

❺　時間がきたら火からおろし、圧が自然に下がるのを待つ。ピンが下りたらフタを取り、しゃもじでさっくり天地返しをする。おひつに移して余分な蒸気をとばし、かたく絞った布巾をかける。

❻　器に盛り、さっとゆでて斜めせん切りにした絹さやを散らす。

**Marie's memo**

・えのき茸や干し舞茸、切り干し大根を入れてもよいです。

# 赤レンズ豆のスープ

体を温め、腸の働きを活発にする
便秘解消スープ♪

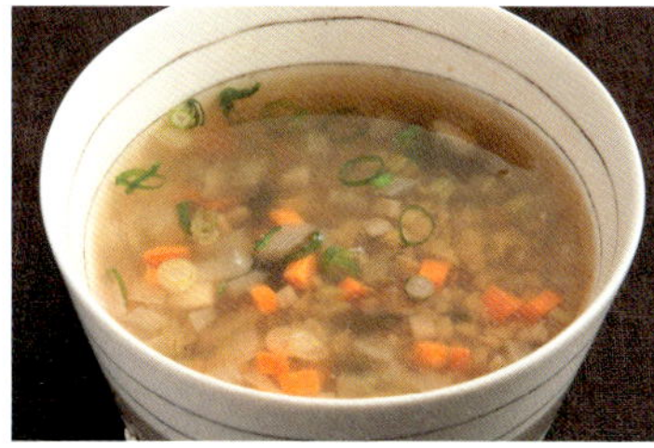

**材料（2人分）**
赤レンズ豆…20ｇ
玉ねぎ…20ｇ
にんじん…10g
セロリ…10g
ごぼう…10g
昆布…５㎝角１枚
水…１と1/2カップ（300㎖）
塩…少々
細ねぎ…少々

*photo-A*
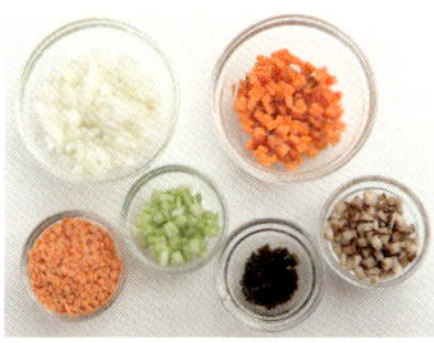

*photo-B*
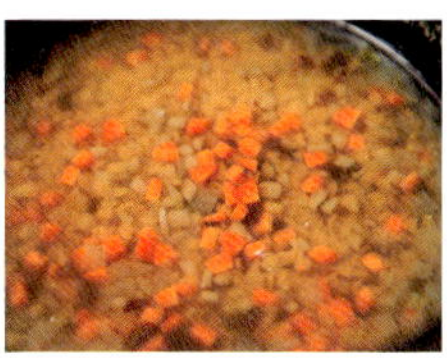

**作り方**

❶　鍋に洗った赤レンズ豆、４㎜角に切った昆布、分量の水を入れて中火にかけ、煮立ったら弱火にして10分煮る。
❷　野菜はすべて４㎜の角切りにする（*photo-A*）。
❸　①に②の野菜をすべて入れて20分炊き（*photo-B*）、塩を加えて味をととのえる。
❹　器にそそぎ、小口切りにした細ねぎを散らす。

## Marie's memo

・腸の働きを活発にさせるスープです。具材の大きさを揃えて切ることで、甘みとコクがアップします。また、寒い日には塩の代わりに味噌を加えると、カラダがより温まりやすくなります。

# 大根ステーキ

大根は魚の脂を溶かしてくれたり
消化力促進にすぐれているといわれる野菜。
腸の大掃除や水分補給のほか、
さらには美白効果が期待できるとも♪

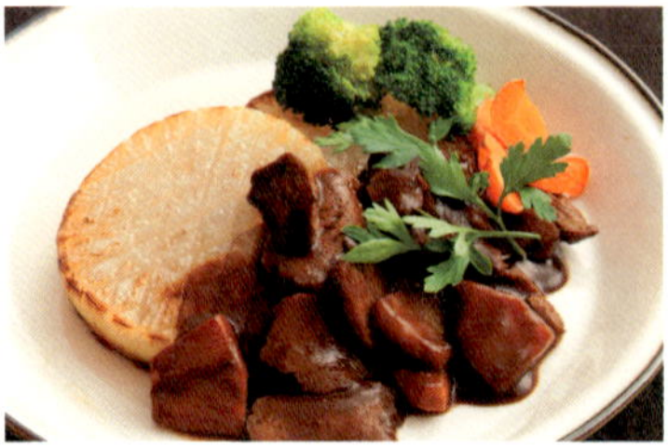

**材料（２人分）**
**大根…８㎝**
**ごま油…大さじ１**
**ブロッコリー…４房**（小房）
**にんじん**（乱切りにしたもの）**…６個**
**塩…適量**
**イタリアンパセリ…適量**

**［味噌ソース］**
**セイタン…50g**
**りんご**（好みで）**…1/8 個**
**豆味噌…大さじ１**
**りんごジュース**
**…1/4 カップ**（50㎖）
**＋ 1/4 カップ**（50㎖）
**塩…ひとつまみ**
**葛粉…小さじ１**

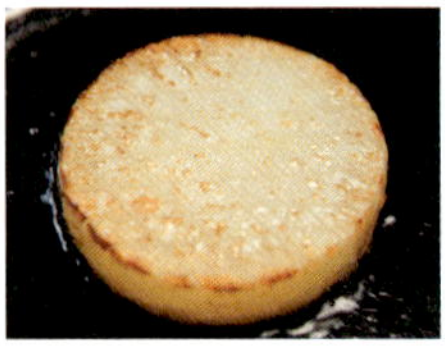
*photo-C*

**作り方**

❶　大根は２㎝厚さの輪切りにし、表面に格子状の切れ目を入れる。このとき、大根の皮はむかない。

❷　①の大根を蒸気の上がった蒸し器に入れ、弱火で 10 〜 15 分くらい蒸す。

❸　フライパンにごま油を熱して②の大根を切れ目の入った側からきつね色に焼く（*photo-C*）。このとき油がはねるので注意。焼く前に大根の表面の水分をペーパータオルで拭き取ってからフライパンに入れるようにするとよい。

❹　にんじん、小房に分けたブロッコリーは塩を加えた湯で順番に色よくゆでる。

❺　味噌ソースを作る。セイタンはそぎ切りにし、りんごは１㎝幅のざく切りにし、鍋に、セイタン、りんご、りんごジュース 1/4 カップ、塩を入れ、中火にかける。フツフツとしてきたら、弱火にして５分煮る。

❻　豆味噌はりんごジュース 1/4 カップで溶き、⑤の鍋に入れ、木べらで混ぜ合わせる。さらに同量の水で溶いた葛粉を加えて中弱火にし、木べらで混ぜながらとろみをつける。

❼　器に③の大根を盛り、⑥の味噌ソースをかけ、④とイタリアンパセリを添える。

## Marie's memo

・大根は蒸し器で蒸しただけでも甘くておいしく、さらに柚子味噌であっさりと食べるのもおすすめです。

# ごぼうとにんじんと<br>セロリのきんぴら

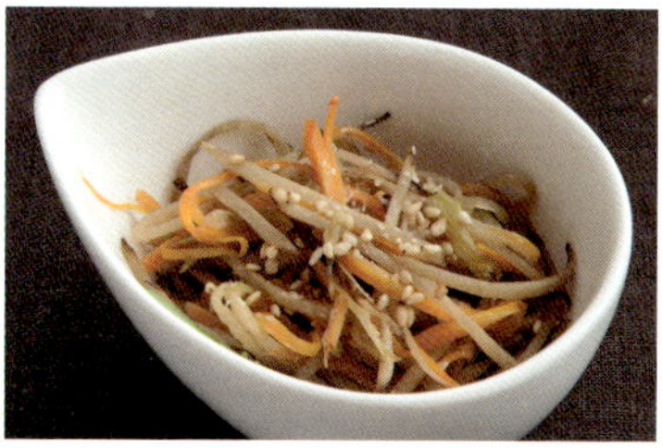

便秘気味の腸にしっかりと働きかけてくれるレシピ。
陰性のセロリ、陽性のごぼう、甘くてちょっと陽性の
ニンジンのトリオで、つるりんポン♪

**材料（２人分）**
ごぼう…40g
にんじん…40g
セロリ…30g
ごま油…小さじ１
しょうゆ…少々
白炒りごま…大さじ１

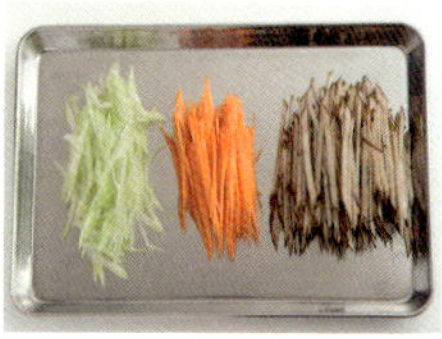

*photo-D*

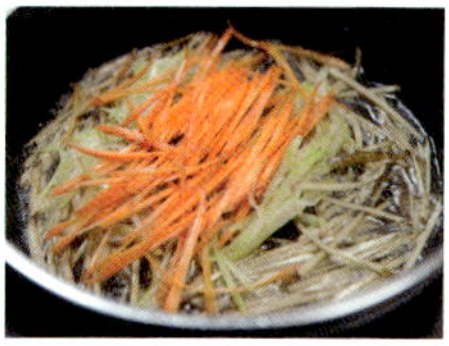

*photo-E*

**作り方**

❶ ごぼう、にんじん、セロリはそれぞれ斜め薄切りにして、せん切りにする（*photo-D*）。

❷ 鍋にごま油を熱して、中火で①のごぼうを炒める。

❸ ごぼうの色が変わって甘い匂いがしてきたら、鍋の端に寄せ、①のセロリを炒め、ごぼうと混ぜる。さらに、その上ににんじんを重ね、水（分量外）を少量加えて10分煮る（*photo-E*）。

❹ 野菜に火が通ったら、しょうゆを加えて味をととのえ、仕上げに２～３分煮る。

❺ 器に盛り、白炒りごまを散らす。

## Marie's memo

・腸を引きしめる働きのあるごぼうに、食物繊維たっぷりのセロリを加えて腸をどんどん活性化させましょう。甘くしたい場合は細めに切り、渋みがほしいときはマッチ棒くらいの太さに切るとよいです。

# Recipes 10

おすすめの時期：冬・12月頃　水

# 鼻水スッキリ安心レシピ

鼻水を止めて美声をキープしたいあなたへ！
お出かけ安心、美声もキープ♪

1年の締めくくりとなり、何となく周囲が慌ただしく感じられ、冬支度に追われる季節です。空気が冷えてくると、じっくり煮込んだ料理が自然と恋しくなってきます。

寒さのためにカラダ全体が引きしまり、気管支や肺にたまった老廃物が鼻水や咳や痰として排泄されます。これらの主な原因は乳製品、とくに冷たい牛乳やアイスクリーム、油、砂糖、ジュース、アルコール類と考えられますが、カラダを冷やすこれらの食品は、冬場にはひかえたいものですね。れんこんは泥の中で育ち、白い果肉をつけ、空気を通す穴がありますが、食べると気管が浄化され、鼻の通りもよくなるといわれています。また、蓮の実は2000年たっても芽が出るといわれるほど生命力の強い種。古くから、漢方の生薬としても用いられ、滋養強壮、疲労回復、胃腸強化にもすぐれています。

## カラダ

鼻は呼吸をするところで、空気を吸ったり吐いたりして、肺に酸素を送る通路です。れんこんはこの通路を引きしめて丈夫にしてくれ、声をきれいにしてくれます。ブロッコリーやカリフラワーは、肺胞の形によく似ていて、酸素を出している植物なので、肺の働きをたすけるといわれます。鼻水に悩まされず、濁りのない美しい声をキープしましょう。

## ココロ

鼻水がひっきりなしに出てくる状況は、本当につらいもの。人前で話をするときはもちろん、デートの約束があればとてもショック！　気分もグズグズして、考えもまとまりません。そんなときはお出かけ前に、根菜とねぎの入った濃い目の豆味噌の味噌汁でケアをしましょう。腸が温まった頃には鼻水がピタリと止まり、安心です。鼻がスッキリすると、頭に酸素が行き渡り、思考もはっきりして、ココロにゆとりが生まれます。

## おすすめ食材

玄米、ごぼう、れんこん、蓮の実、にんじん、里芋、白菜、切り干し大根など

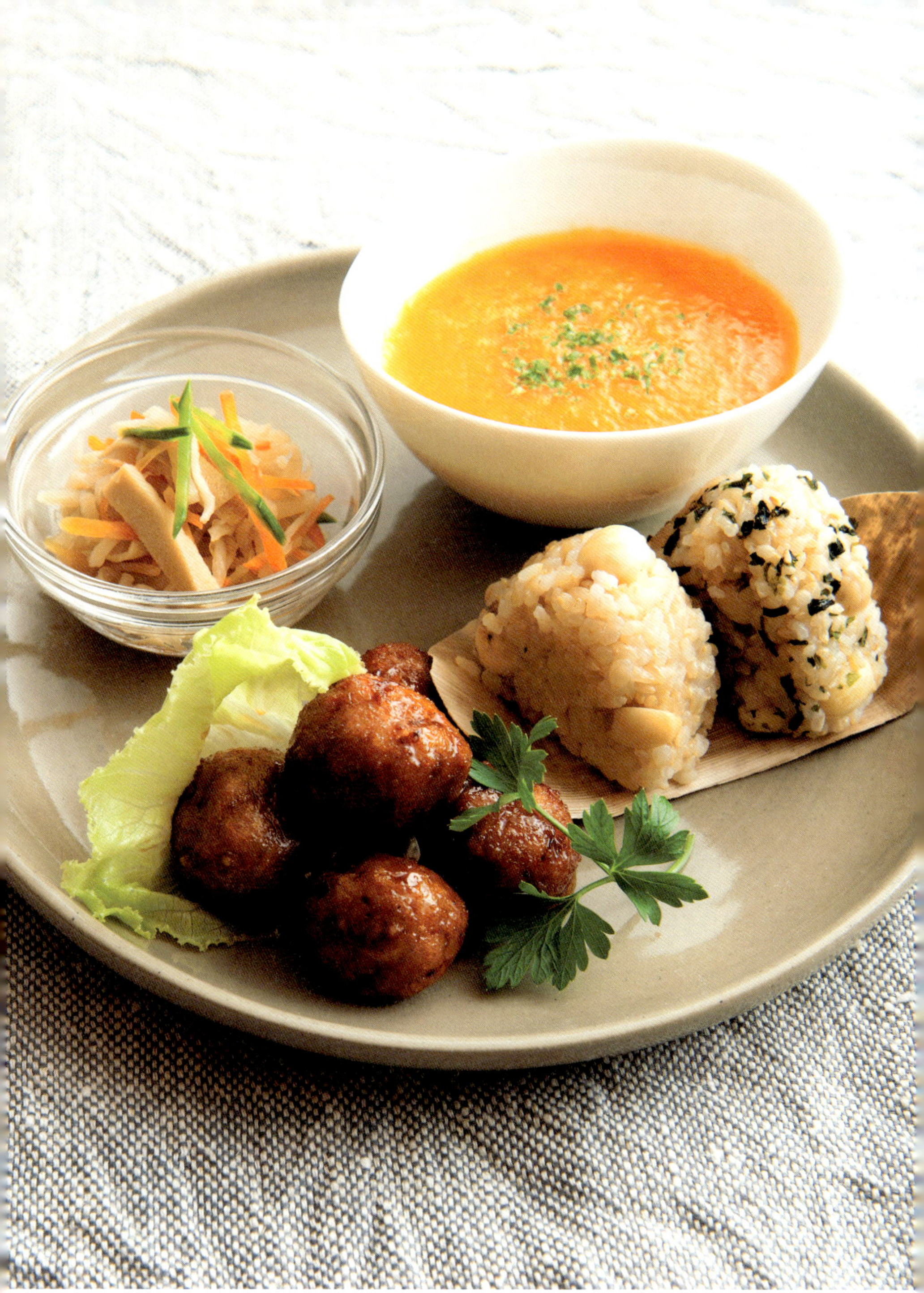

# 蓮の実入り玄米むすび

2000 年たっても花が咲くといわれるほど
生命力が強い蓮の実。
あなたの元気をアップしましょう！

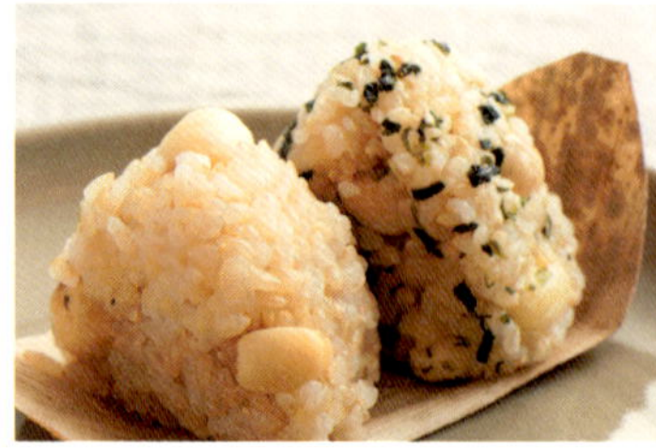

**材料（２人分）**

**玄米…１カップ**（200㎖）
**蓮の実…10 個**
**水…１と 1/2 カップ**（300㎖）
**＊玄米の 1.5 倍**
**塩…ひとつまみ**
**わかめのふりかけ**（市販のもの：好みで）
**…適量**

**作り方**

❶　玄米と蓮の実は別々に洗い、分量の水に一晩つける。
❷　圧力鍋に①を入れ、中火にかけ、沸騰したら塩を加え、フタを閉めてロックをかけ、強火にして圧を上げる。
❸　圧力鍋のピンが上がったら、弱火にしてガスマットを敷き、25 分炊く。
＊炊き方、炊き時間は圧力鍋の種類によって違いがあります。好みの炊き加減になるように、適宜調整してください。
❹　時間がきたら火からおろし、圧が自然に下がるのを待つ。ピンが下りたらフタを取り、しゃもじでさっくり蓮の実をつぶさないように天地返しをする。おひつに移して余分な蒸気をとばし、かたく絞った布巾をかける。
❺　半分は塩むすびを２個、残り半分はわかめふりかけを混ぜたおむすびを２個握る。

## Marie’s memo

・蓮の実は水につけてもどし、中の芽を取ってから炊くと、苦味がなくなります。手に入らないときは、れんこんをさいの目切りなどにして入れるとよいです。ちなみに蓮の実は、蓮の花が咲いたあとにできるれんこんの種です。2000年たっても芽が出るといわれるくらい生命力が強いもので、でんぷん質、ビタミンCを多く含み、古来より滋養強壮、婦人病にはよいとされてきました。根はおなじみのれんこんで、食物繊維やミネラル、ビタミンCを豊富に含み、気管を引きしめたり、鼻水や咳、喉の痛み軽減、肺の浄化に効果があるといわれています。

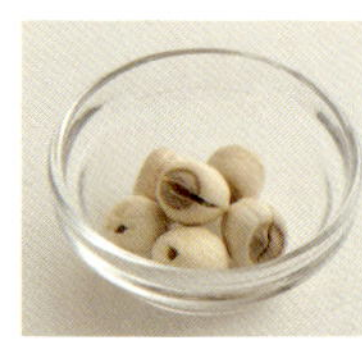

# にんじんスープ

カラダも手足も温まり、鼻水スッキリ！
ついでに肌荒れ改善や目にもいい♪

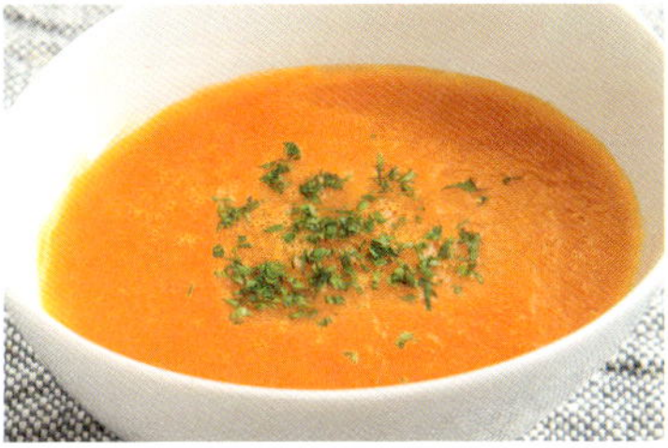

**材料（2人分）**
**にんじん…60g**
**玉ねぎ…40g**
**うまみだし**（P30）
**…1と1/2カップ**（300ml）
**塩…少々**
**パセリ…少々**

**作り方**

❶ にんじん、玉ねぎ、パセリはみじん切りにする。
❷ 鍋を熱し、①のにんじん、玉ねぎ、塩を加え、水炒めをする（水炒めについてはP47参照）。
❸ にんじんと玉ねぎが透き通って甘い香りがしてきたら、うまみだしを加え、弱火で30分煮る。
❹ ③を火からおろし、粗熱をとり、ミキサーまたはフードプロセッサーなどに入れて撹拌する。
❺ ④を鍋に戻して弱火であたため、塩を加えて味をととのえる。
❻ 器にそそぎ、①のパセリを散らす。

## Marie's memo

・カラダを芯から温め、鼻水の排泄をゆるやかに促すレシピです。血糖値の安定も期待でき、寒い冬にはピッタリ！鼻水の症状が激しいときは、塩の代わりに味噌で濃い目に味をつけるとよいでしょう。

# れんこんボール

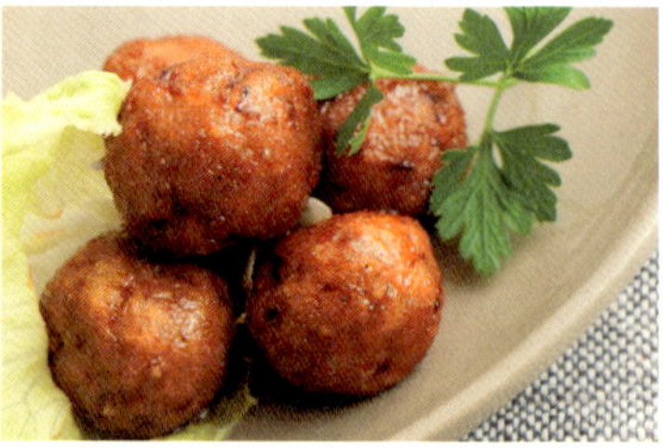

咳や痰、喘息は砂糖や乳製品の摂りすぎのお知らせ。
れんこんは喉や肺にたまった粘液を排泄し、
呼吸の流れをよくしてくれる野菜です♪

**材料（２人分）**
**れんこん…120g**
**玉ねぎ…40g**
**グルテンミート…80g**
**パン粉…大さじ２**
**白玉粉…大さじ２**
**地粉**（薄力粉）**…適量**
**揚げ油**（なたね油）**…適量**
**レタス…２枚**
**イタリアンパセリ…２本**

**［甘酢あん］**
**玄米酢…大さじ２**
**白しょうゆ…大さじ1/2**
**すぐだし**(P30)**…1/4カップ**(50ml)
**てんさい糖…大さじ１**
**メープルシロップ…大さじ１**
**葛粉…小さじ１**

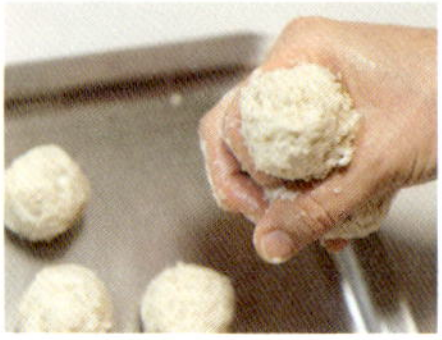
*photo-A*

**作り方**

❶ れんこんはすりおろし、ザルに入れ、余分な水分を取り除く。

❷ 玉ねぎは粗いみじん切りにし、水炒めをし（水炒めについてはP47参照）、冷ましておく。

❸ ①のれんこん、②の玉ねぎ、グルテンミート、パン粉を混ぜ合わせ、白玉粉で固さを調節し、10等分にしてボール状に丸める（*photo-A*）。丸めたときに水分が多いようなら、表面に地粉を薄くつけるとよい。

❹ ③を170℃の油でカラリと揚げる。

❺ 甘酢あんを作る。甘酢あんの材料を葛粉以外すべて鍋に入れて中火にかける。てんさい糖が溶けたら同量の水で溶いた葛粉を加えてとろみをつけ、少し冷ます。

❻ ⑤の甘酢あんに④を入れ、からめる。

❼ 器にレタスを敷いて⑥を盛り、イタリアンパセリを添える。

## Marie's memo

・ハンバーグの形にして、フライパンやオーブンで焼き、ソースで煮込んでもおいしいです。

# 切り干し大根の煮物

体内に蓄積された古い脂肪や老廃物を溶かし
お掃除をしてくれる切り干し大根パワー♪

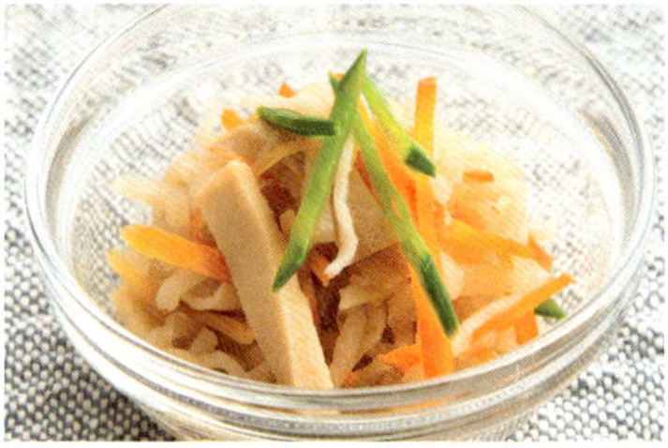

**材料（２人分）**
**切り干し大根…10g**
**にんじん…20g**
**絹さや…１枚**
**高野豆腐…１枚**
**ごま油…小さじ 1/2**
**しょうゆ…適量**

**作り方**

❶　切り干し大根は水でさっと洗い、ひたひたの水（分量外）につけてもどす。軽く水気をしぼり、食べやすい長さに切り、もどし汁は取っておく。

❷　にんじんはせん切りにする。高野豆腐は水につけてもどし、短冊切りにする。絹さやはさっとゆで、斜めせん切りにする。

❸　鍋にごま油を熱し、①の切り干し大根を入れ、弱火にして炒める。

❹　③の切り干し大根の上に②の高野豆腐、にんじんを順番にのせ、①で取っておいた切り干し大根のもどし汁を材料がかぶるくらいまで加え、フタをして中火で 15 ～ 20 分炊く。

❺　甘い香りがしてやわらかくなったら、しょうゆを加えて味をととのえる。

❻　器に盛り、②の絹さやを散らす。

## Marie’s memo

・切り干し大根はカラダにたまった古い脂肪を溶かしやすくしてくれます。食物繊維も豊富なため、スムーズな排泄をたすけてくれます。切り干し大根本来の味を生かすために、味付けは薄くするのがポイントです。

# Recipes 11

おすすめの時期：冬・１月頃　水

# 冷え性スッキリあったかレシピ

いつも温かい心でいたいあなたへ！
オーブン料理でカラダの中からポカポカに♪

１月は新しい年のスタートですが、楽しいお正月休みが過ぎた頃から、家にこもりたくなる季節でもあります。とくに冷え症の人は、出かけるのがおっくうになります。冷え症には二つのタイプがあり、一つは顔色が青白く、カラダ全体がふっくらして、全身が冷えて低体温になっている陰性タイプ。その原因としては、乳製品や白砂糖、生野菜、果物、アイスクリーム、冷たいジュースやコーヒー、チョコレート、添加物など陰性食品の食べすぎが考えられます。また、冷凍食品の摂りすぎにも要注意。こういった人はカラダの中から温まる煮しめやシチューがおすすめです。炒めてから煮込むような、時間をかけた二重調理法やオーブン料理もカラダが温まります。

もう一つはカラダが引きしまりすぎて、手足の先が氷のように冷たく、手のひらが黄色い陽性タイプ。原因としては、塩気の摂りすぎやパン、せんべい、干物、冷凍食品などの食べすぎが考えられます。毛細血管が引きしまりすぎて末端の血行が悪くなっているため、やさしい甘みでカラダをゆるめてくれる、かぶやゆり根、「スウィートベジタブルスープ」（P71）や、塩気を中和するりんごの葛煮などを食べましょう。

## カラダ

少量の生姜をいろいろな料理に使うと、血行がよくなり、カラダが温まります。

陰性タイプの冷え症の人は、煮込み料理やオーブン料理を食べることで、全身が温まります。甘みがほしいときは、米あめや玄米甘酒、てんさい糖などを少し加えて摂るとよいでしょう。

陽性タイプの冷え症の人は、薄味にしてゆずや橙など酸味のあるものを食べると、毛細血管の委縮が軽減され、末端冷え症が改善されていきます。外が寒くても、カラダの中が温かいと活動的になります。寒さに負けない元気なカラダで冬を過ごしましょう。

## ココロ

カラダが温まると、不思議とココロも落ち着いて、一人で落ち込んで泣いたりすることもなくなります。また、おもちを食べると粘り強くなったり、小豆を食べると腎臓の働きがよくなり、血液が強化されて、自分の考えに自信が湧いてきます。手のひらが黄色かった人も肌色になると、頑固さが抜けて柔軟性のあるやさしい性格に変わっていきます。人にやさしくできた日は、ココロがぽかぽか温かいですね。

## おすすめ食材

もち、小豆、そばの実、かぶ、ゆり根、高野豆腐、乾物、ドライフルーツなど

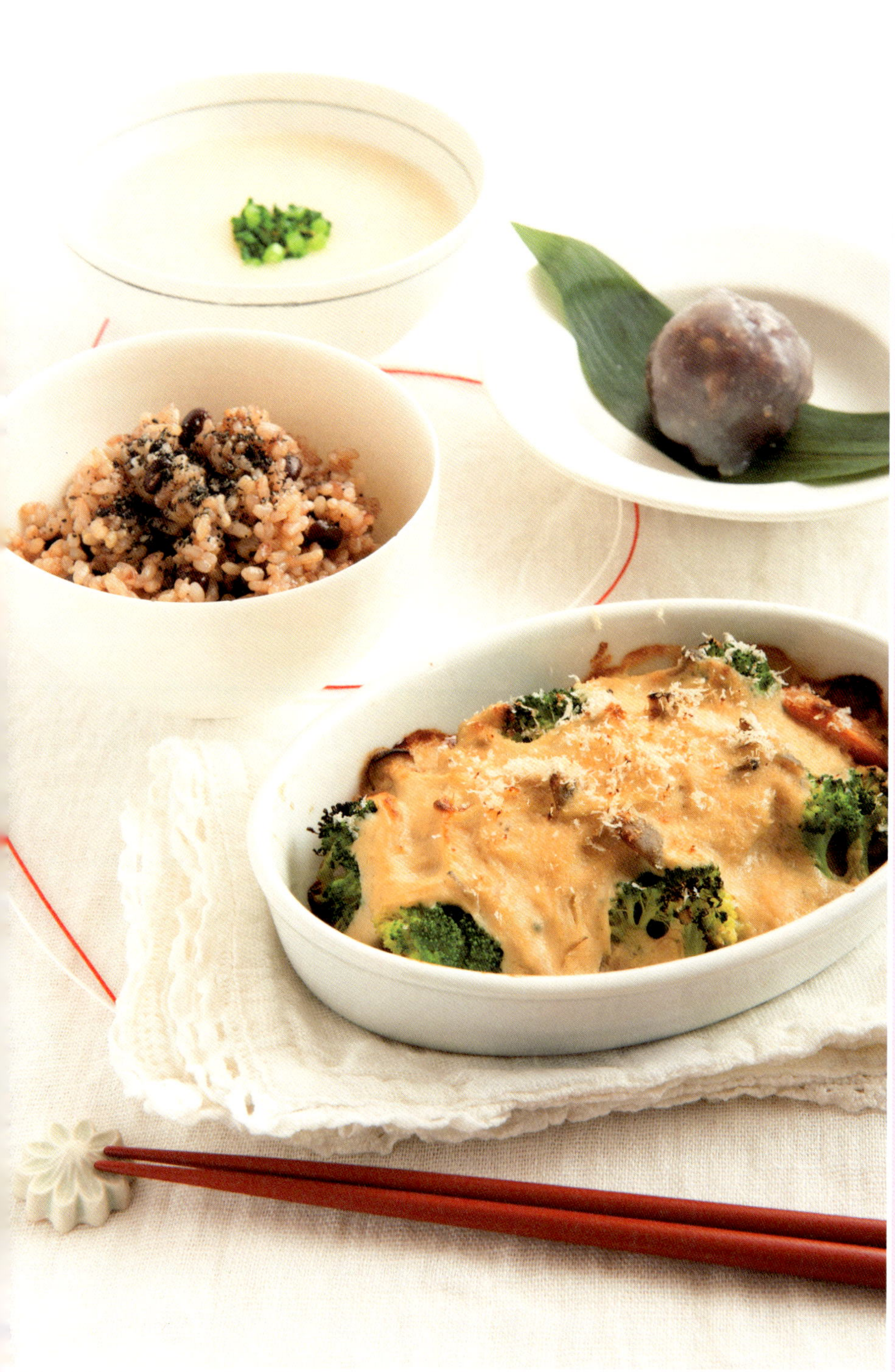

# 小豆入り玄米ごはん

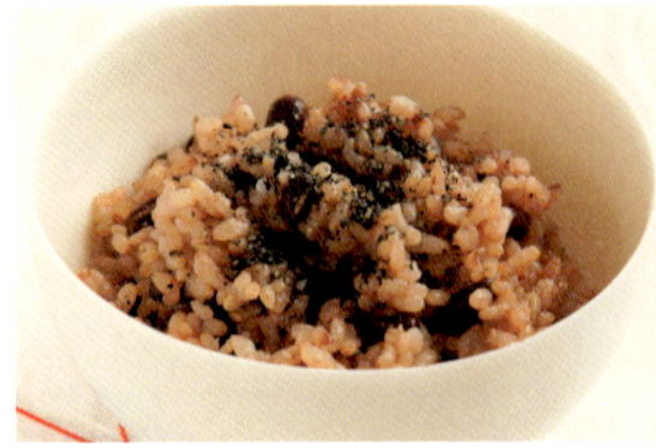

腎臓とよく似た形で
解毒作用や水分の排泄をたすける働きがある小豆。
寒い季節や冷え症にはおすすめで、
むくみスッキリ♪

**材料（２人分）**

**玄米…4/5 カップ**（160㎖）
**小豆…1/5 カップ**（40㎖）
**水…１と 1/5 カップ**（240㎖）
　**＊玄米＋小豆の 1.2 倍**
**昆布…切手大１枚**
**ごま塩…適量**

**作り方**

❶　玄米と小豆は別々に洗い、分量の水に１～２時間つける。
❷　圧力鍋に①と昆布を入れ、中火にかけ、沸騰したらフタを閉めてロックをかけ、強火にして圧を上げる。
❸　圧力のピンが上がったら、弱火にしてガスマットを敷き、25 分炊く。
＊炊き方、炊き時間は圧力鍋の種類によって違いがあります。好みの炊き加減になるように、適宜調整してください。
❹　時間がきたら火からおろし、圧が自然に下がるのを待つ。ピンが下りたらフタを取り、しゃもじでさっくり天地返しをする。おひつに移して余分な蒸気をとばし、かたく絞った布巾をかける。
❺　器に盛り、ごま塩をかける。

**Marie's memo**

・小豆は腎臓機能の働きをたすけ、解毒効果もあるため、カラダにたまってしまった添加物や薬、砂糖などの排泄を手伝ってくれます。引きしまりすぎで陽性の冷え症の人は、お粥にして食べるのもおすすめです。

# かぶとゆり根のスープ

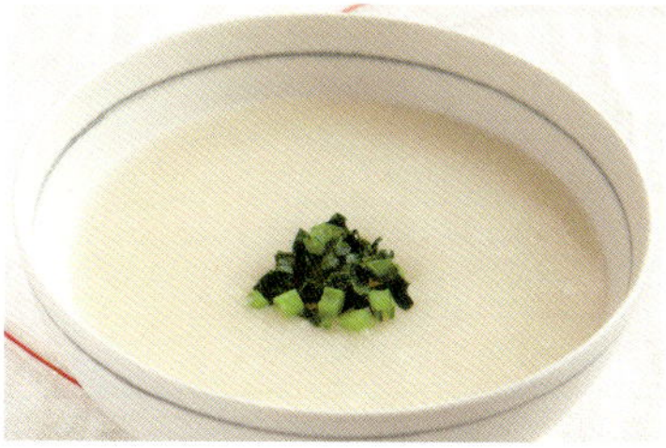

甘くて白いスープは口どけもよく
スーッとカラダにしみ込みます。
かぶの香りが副交感神経を刺激して
ゆったり気分で冷えも解消♪

**材料（2人分）**

**かぶ**（小）**…1個**
**ゆり根…1株**
**昆布…10㎝角1枚**
**水…1と3/4カップ**（350㎖）
**塩…ひとつまみ**
**かぶの葉…少々**

**作り方**

❶ 鍋に昆布と分量の水を入れ、弱火にして10分煮出し、昆布だしをとる。
❷ かぶは薄切りにし、ゆり根は流水で洗いながらほぐす。
❸ ①の昆布だしに②のかぶとゆり根を入れ、塩ひとつまみを加え、やわらかくなるまで煮る。火からおろし、粗熱をとる。
❹ かぶの葉はさっとゆで、小口切りにする。
❺ ③をミキサーまたはフードプロセッサーなどに入れて撹拌し、なめらかにする。ふたたび鍋に戻して弱火であたため、塩（分量外）を加えて味をととのえる。
❻ 器にそそぎ、④のかぶの葉を散らす。

## Marie's memo

・ヤマユリやオニユリの根で、白くてほっこりしたゆり根は、カリウムを多く含み、火を通すと甘くてホクホクします。カラダを温めてくれるほか、痛風などの鎮痛作用、不眠、ヒステリー、また、婦人科系の症状の改善も期待できるといわれています。

# 里芋のグラタン

グラタンは材料をゆでたり、炒めたり、
ソースとからめてオーブンで焼いたり……
カラダの中から温めて！

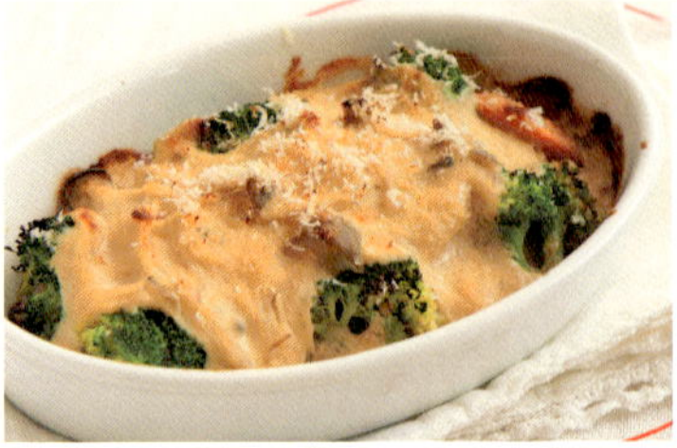

材料（2人分）
里芋（中）…2個
玉ねぎ…1/2個
しめじ…20g
にんじん…40g
ブロッコリー…1/4株
ごま油…少々
塩…少々
玄米もち…1/2個

［豆乳ソース］
豆乳…1カップ（200ml）
白味噌…大さじ2
白練りごま…大さじ1
梅酢…大さじ1/2
玄米もち…1/2個

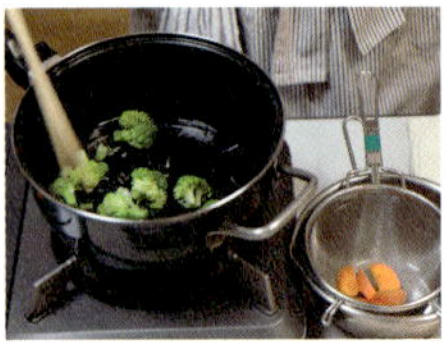

*photo-A*

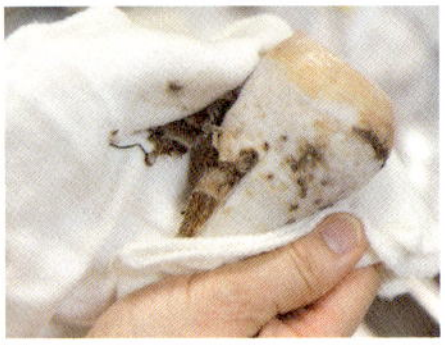

*photo-B*

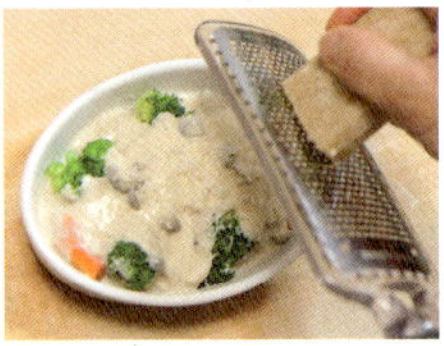

*photo-C*

作り方

❶ にんじんは乱切りにして、ゆでる。にんじんをゆでた同じ湯でそのまま小房に分けたブロッコリーをゆでる（*photo-A*）。

❷ 里芋は皮をつけたまま半分に切り、蒸気の上がった蒸し器に入れ、中火で10分蒸す。里芋に竹串を刺してみてすっと通ったら、熱いうちに濡れ布巾で皮をツルリと取り（*photo-B*）、一口大に切って塩をふる。

❸ 玉ねぎは回し切りにし、しめじはほぐし、ともにごま油で炒め、甘みが出たら①のにんじん、②の里芋を加えて混ぜる。

❹ 豆乳ソースを作る。玄米もちは包丁で薄く切り、その他のソースの材料とともに鍋に入れ、玄米もちが溶けるまで弱火にかけて混ぜる。

❺ 耐熱のグラタン皿に③と①のブロッコリーを入れ、④の豆乳ソースをかけ、玄米もちをチーズおろしでおろしながらふりかける（*photo-C*）。

❻ 200℃のオーブンに入れ、表面にほどよい焼き色がつくまで5分くらい焼く（オーブントースターでも焼き色をつけることができます）。

## Marie's memo

・里芋の代わりに、マカロニ、蒸したれんこん、かぶ、にんじん、芽キャベツ、舞茸などの大きめに切った野菜を具材にすると、いろいろな食感が楽しめます。

# くるみ入り葛玉

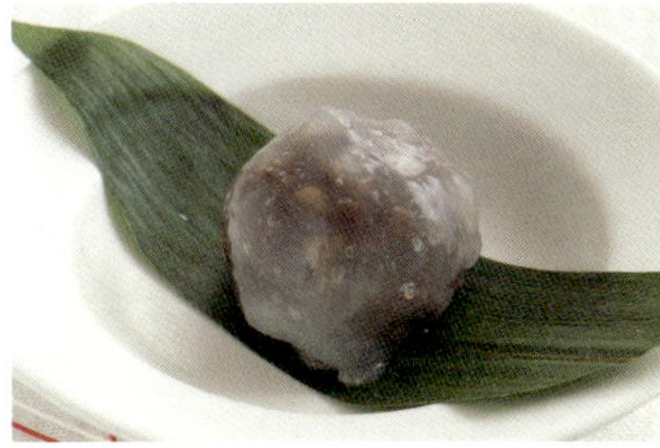

葛は腸をととのえ
余分な脂肪の排泄をたすけてくれるといわれる食材。
作ったら冷やさずに常温で召し上がれ♪

**材料（２人分）**
**くるみ…２個**
**小豆…30g**
**昆布…３㎝角１枚**
**てんさい糖**（または米あめ）
**…小さじ１～２**
**葛粉…大さじ１**
**水…80㎖**
**塩…ひとつまみ**

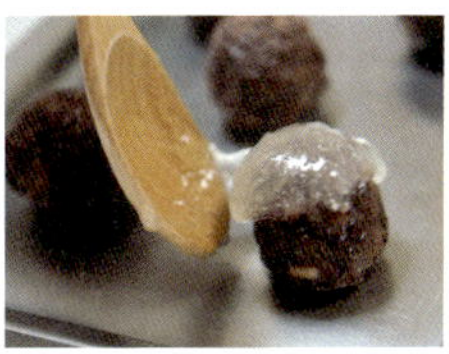

*photo-D*

**作り方**

❶　鍋に小豆と昆布を入れ、小豆の３倍の水（分量外）を加えて煮立たせ、途中、びっくり水として水1/2カップ（分量外）を加えて40分炊く。小豆がやわらかくなったら、てんさい糖を加える。

❷　くるみは軽く煎り、細かく砕いて①に入れ、混ぜ合わせる。

❸　②を２等分し、丸めてバットに並べる。

❹　小鍋に葛粉と分量の水を入れて溶き、塩を加えて中弱火にかけ、絶えず木べらでかき混ぜる。このとき、あっという間に透明になり、固まってくるので、焦げつかないようにかき混ぜる。

❺　④が熱いうちに木のスプーンですくい、③の上から包むようにかけ（*photo-D*）、そのまま冷ます。

## Marie's memo

・小豆は、圧力鍋を使えば15分で炊けます。

・盛り付けるとき、器に笹の葉を敷くと風情が出て、品もよく、おすすめです。上品に盛り付けると、食べる量が少なくても満足度がアップするので、過食をおさえる効果も期待できるでしょう。美しくシンプルに盛り付けるのがポイントです。

# Recipes 12

おすすめの時期：冬・2月頃　水

## 肩こりスッキリ楽らくレシピ

幸福感いっぱいでいたいあなたへ！
緊張感をゆるめてリラックス♪

節分を過ぎると立春。空気も変わり、春の足音が聞こえてきそうな気配です。とはいえ、1年でも一番寒い季節。厳しい寒さや緊張から身を守るため、カラダは自然に硬く縮こまり、肩こりもピークをむかえます。肩には大腸のツボがあるため、便秘の人はさらにつらいことでしょう。肩こりが長引くと首の血行が悪くなり、ひどいときには頭痛やめまいを起こす人もいるかもしれません。

肩こりの主な原因は、集中のしすぎや長時間のパソコン作業、同じ姿勢の仕事、長引く緊張、目の疲れなど。また、日頃から、ピザや固いパン、肉類の食べすぎによる便秘が原因となり、肩が引きしまりすぎてカチカチになってしまいます。そんなときには、玄米リゾットや味噌入りの野菜鍋で温まり、カラダの緊張をゆるめましょう。そして、肩に背負い込んでしまったココロの悩みも、思い切って下ろしてみてください。肩こりが軽くなってスッキリしますよ。

### カラダ

寒いからといって、塩気の濃い、引きしめる働きのあるものばかり食べていると、カラダは硬くなり、肩もコチコチになってしまいます。カラダの緊張感をゆるめてリラックスさせると、血流がよくなって、肩の力も抜けていきます。おすすめは生姜湿布による手当て（→タオルを2枚を用意し、大きな鍋に湯をたっぷり沸かします。火を止めたら生姜のおろし汁150～200mlを入れ、半分に折って丸めたタオルの両端を持ち、真ん中だけ鍋の中につけて、しっかり絞ります。このとき、やけどをしないように注意しましょう。肩に別の乾いたタオルを乗せてから、その上に熱いタオルをのせて肩を温めます。タオルが冷めたらこれを何度か繰り返しましょう）。肩こりがスッと抜けて驚くほどスッキリします！

### ココロ

寒いときの一番のおすすめは、豆腐の入った野菜鍋。ココロまで温まり、緊張感がほぐれます。ゆったりと家の中で過ごす時間も大切です。

つらい肩こりがとれると、自然に鼻歌が出て、幸福感が広がるので不思議です。春が待ち遠しい気分ですが、立春を過ぎた頃から、光は徐々に明るさを増してきます。とはいえ、まだまだ寒いので、瞑想やヨガ、ストレッチでココロとカラダをほぐし、編み物やパッチワークなどの手仕事をしながら、冬の残りを楽しみましょう。

### おすすめ食材

そばの実、小豆、ごぼう、小松菜、セリ、ふきのとう、カリフラワー、味噌、りんごなど

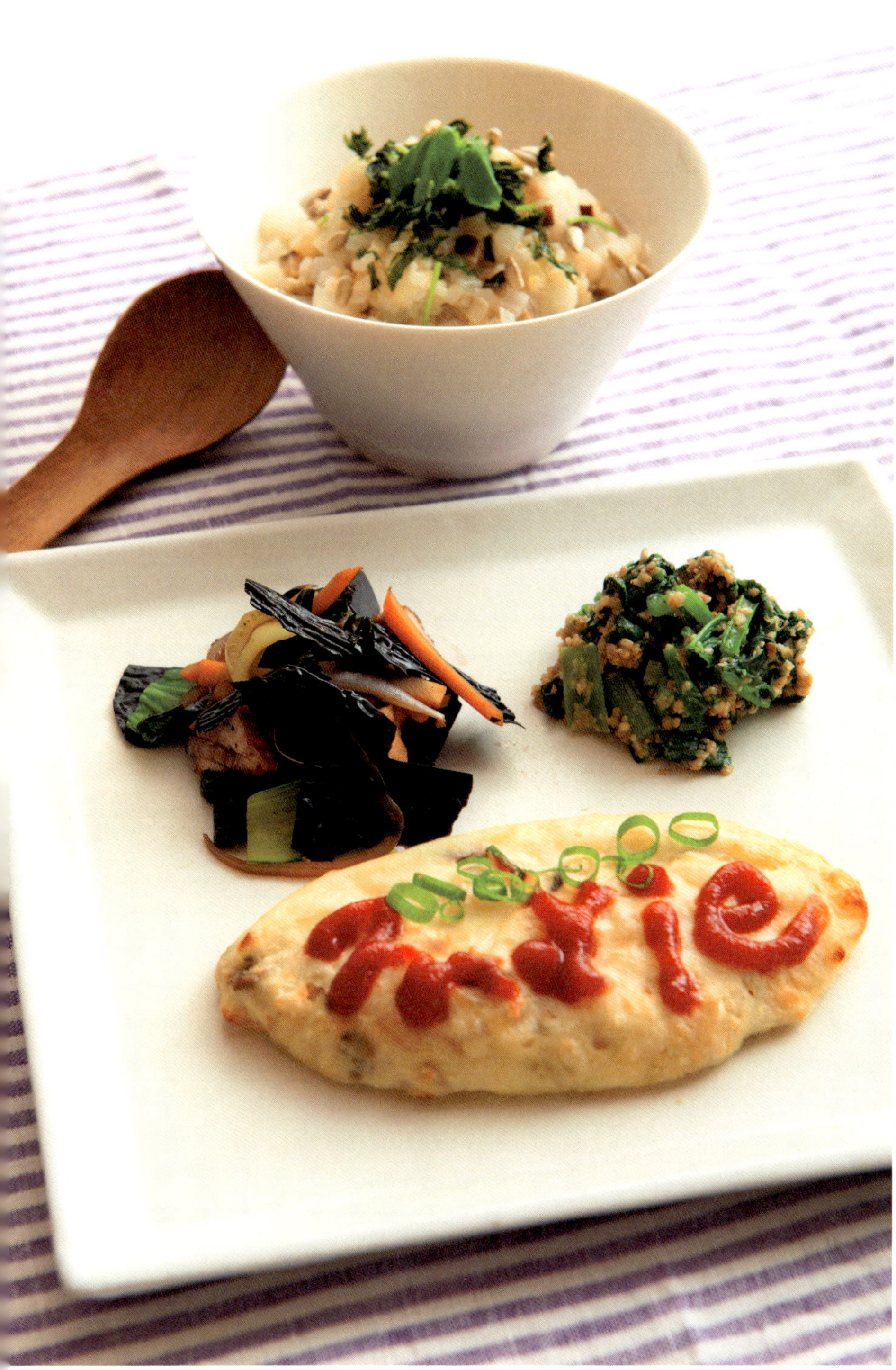

# 玄米リゾット

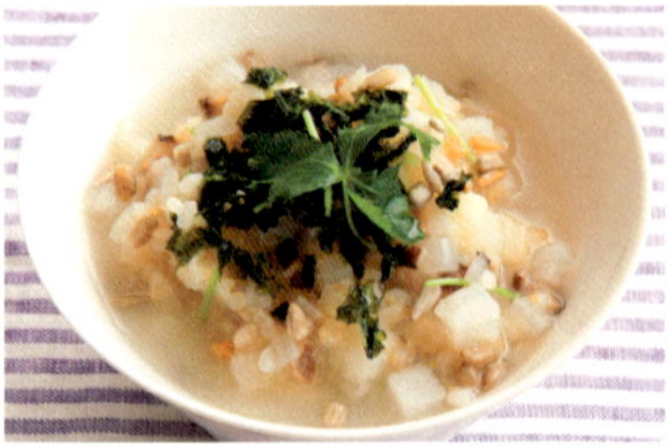

寒い季節は自然とカラダに力が入ってしまうもの。
やさしい甘味の野菜のリゾットで
心身ともにゆるめましょう♪

**材料（2人分）**

**玄米ごはん**
（炊いたもの：炊き方はP29参照）
**…茶碗1杯分**
**うまみだし**（P30）
**…2カップ**（400ml）
**玉ねぎ…40g**
**かぼちゃ…20g**
**山芋…20g**
**ゆり根…1個**
**干し椎茸…1個**
**白味噌…小さじ2**
**塩…ひとつまみ〜小さじ1/2**
**三つ葉…2本**

**作り方**

❶　干し椎茸は水でもどす。
❷　玉ねぎ、かぼちゃ、山芋、①のもどした椎茸はそれぞれさいの目切りにする。
❸　ゆり根は流水で洗いながらほぐす。三つ葉は3cm長さに切る。
❹　鍋に②とうまみだしを加え、中火で5分煮る。
❺　④に玄米ごはんを加え、さらに5分煮て、③のゆり根を加える。
❻　白味噌は小鉢などに入れ、⑤の煮汁を少し入れて溶き、⑤に入れ、塩を加えて味をととのえる。
❼　器に盛り、③の三つ葉を散らす。

**Marie's memo**

・白い野菜を食べると美白効果があり、丸い野菜を食べると心がホッとして落ち着くといわれています。玄米のリゾットで芯から温まりましょう。

# 豆腐オムレツ

豆腐を使ったオムレツでカラダのコリをゆるめましょう。
オーブン調理で陽性のエネルギーも取り込んで♪

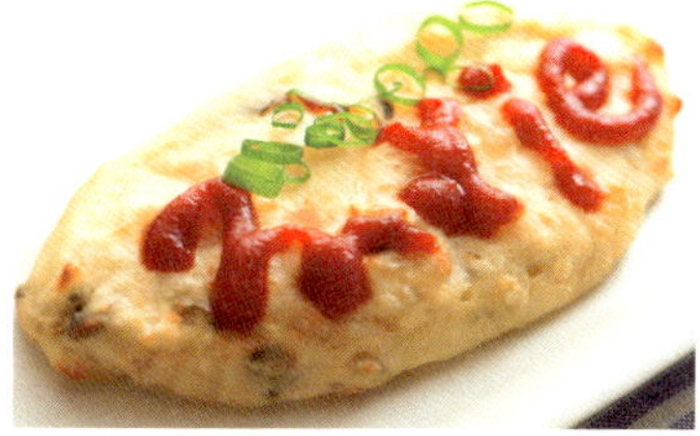

**材料（2人分）**
木綿豆腐…120g
山芋…20g
葛粉…小さじ1
ターメリック…適量
玉ねぎ…40g
マッシュルーム…2個
塩…小さじ1/4＋ひとつまみ
ごま油…適量
マクロケチャップ＊…適量
細ねぎ…適量

**作り方**

❶ 木綿豆腐は布巾やキッチンペーパーなどに巻いてしっかり水気をきる。山芋は皮をむき、薄切りにする。

❷ フードプロセッサーなどに①の豆腐と山芋、葛粉、ターメリック、塩小さじ1/4を入れて撹拌し、なめらかにする。

❸ 玉ねぎは7㎜の角切りにし、マッシュルームは薄切りにする。

❹ フライパンにごま油を熱して③を炒め、塩ひとつまみを加えて甘みを引き出し、火からおろして冷ます。

❺ ②と④を混ぜ合わせて、2等分する。

❻ 天板にオーブンシートを敷き、⑤をオムレツの形にととのえてのせ（2つ作る）、180℃のオーブンで30分くらい焼く。竹串を刺してみて何もつかなければ、中まで焼けている。

❼ 器に盛り、マクロケチャップをかけ、小口切りにした細ねぎを散らす。

### Marie's memo

・寒い日はオーブン調理で陽性の要素を加えてみましょう。カラダを冷やしすぎない工夫は調理法でもできます。

## ＊マクロケチャップ

**材料（1/2カップ分）**
にんじん…100g
玉ねぎ…40g
水…1/4カップ（50㎖）
塩…ひとつまみ
米あめ…大さじ2
梅酢…小さじ2

**作り方**

❶ にんじんと玉ねぎは薄切りにする。

❷ 鍋に①、分量の水、塩を入れて中火にかけ、煮立ったら弱火にして30分煮て、粗熱をとる。

❸ ②をフードプロセッサーなどに入れて撹拌し、米あめと梅酢を加えてなめらかにする。

# あらめの煮物

ミネラルが豊富で血液サラサラ効果にすぐれた海藻。
りんごジュースで甘味を加えてホッと一息♪

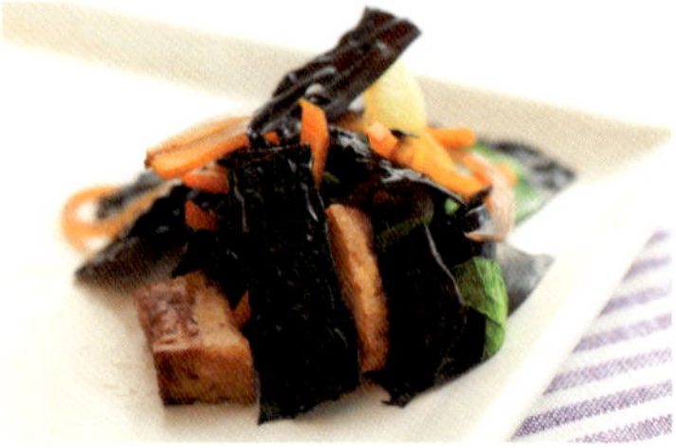

材料（２人分）
あらめ（乾燥）…６ｇ
厚揚げ…1/4 枚
玉ねぎ…40g
にんじん…20g
チンゲンサイ…１株
水…大さじ２
りんごジュース…大さじ２
しょうゆ…小さじ１～２

作り方
❶ あらめはさっと洗い、水につけて５分もどし、ザルに上げる。
❷ 厚揚げは熱湯をかけて油抜きし、厚めの短冊切りにする。
❸ 玉ねぎは回し切りにし、にんじんは短冊切りにし、チンゲンサイは３㎝長さに切る。
❹ 鍋に分量の水を入れてあたため、③の玉ねぎを加えて水炒めをする（水炒めについてはP47参照）。甘みが出てきたら①のあらめ、③のにんじんを重ねて入れ、りんごジュースを加え、とろ火にして10分煮る。
❺ ④に②の厚揚げを入れ、しょうゆを加えて味をととのえる。
❻ ⑤に③のチンゲンサイを入れて５分ほど煮たら、混ぜ合わせる。

## Marie's memo

・あらめは、わかめより肉厚で昆布より柔らかく、海藻の中でもミネラル豊富で、玉ねぎやりんごジュースとの相性も抜群。伊勢や三陸沖、島根県の隠岐地方周辺で採れたものが有名ですが、カルシウム、ヨウ素、鉄分、食物繊維、ポリフェノールの含有量が多く、骨や歯の形成、骨粗しょう症の予防、精神安定、動脈硬化予防が期待できるといわれています。

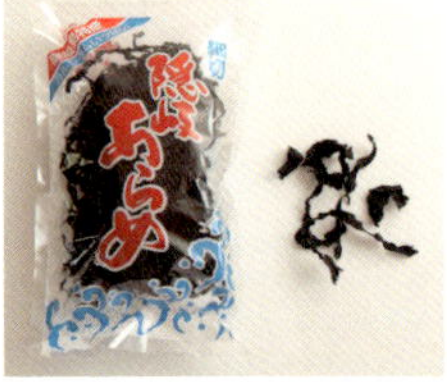

# 青菜のごま和え

青菜とごまのカルシウムで血液バランスをととのえ、
肩こりスッキリ♪

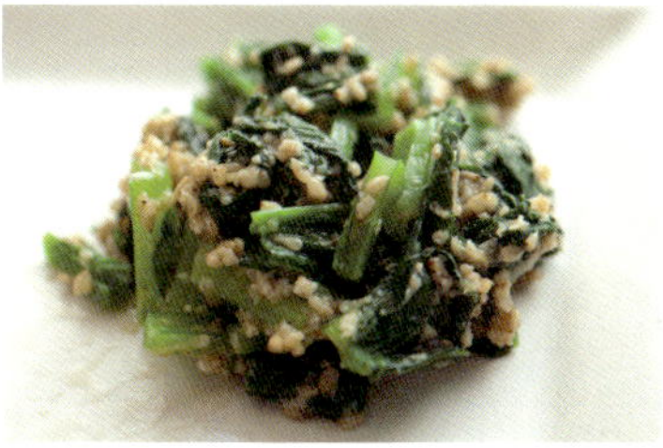

**材料（２人分）**
**小松菜…30g**
**白ごま…小さじ１**
**塩…少々**
**しょうゆ…小さじ 1/2**
**玄米甘酒…小さじ 1/2**

**作り方**

❶　小松菜は根に十字の切り目を入れる。
❷　鍋に湯を沸かして塩を入れ、①の小松菜をゆでてザルに上げ、うちわであおぐ。冷めたら、３cm長さに切る。
❸　白ごまはフライパンで煎り、すり鉢ですり、しょうゆと玄米甘酒を加えて混ぜる。
❹　③に②の小松菜を入れて和える。

**Marie's memo**

・冬の小松菜は、粘り気があり、とくに甘くておいしいです。ゆでておひたしにしたり、豆腐と和えて白和えにするのもおすすめ。血液浄化作用も期待できる野菜です。

## おいしくって簡単！
# 腸が元気になる自家製味噌

味噌は、マクロビオティック料理には欠かせない、とてもたいせつな食材です。私が主宰する料理教室「マクロビオスクッキングスクール」では、毎年、1年の中でももっとも寒い2月に、広島の田舎にある“風楽の里”に集い、味噌の会を開いて自家製味噌作りを楽しんでいます。

生徒さんたちと一緒に、みんなが翌年食べる1年分をワッサワッサと仕込むのですが、材料は近所の有機農家から分けてもらった無農薬大豆。米麹も農家の手造りで、塩は奥能登の自然海塩です。この説明だけでもすっかり手前味噌ですが、本当においしい味噌を自分たちで手作りすることができます。

### ＜味噌の効用＞

「大豆1kg：米麹1kg：塩450g」、このたった3つの材料からできる味噌は、昔から日本人のたいせつな保存食とされてきました。植物性たんぱく質を発酵させながら保存するという、先人の素晴らしい知恵の産物なのです。

1年でもっとも寒い2月に味噌を仕込むのは、空気中の有害バクテリアが繁殖しにくい時期を選んでいるためですが、熟成中には、麹菌をはじめさまざまな種類の微生物の働きによって、大豆や米などが分解され、多くの栄養素や有効成分が生まれます。熟成が進むと植物性乳酸菌が増えて雑菌の侵入を防ぎ、さらに熟成が進むと酵母が増殖してアミノ酸や糖分を分解し、アルコールや脂肪酸、エステルなどを形成し、味噌独特の香りやうまみ成分が生み出されていきます。

味噌は、その発酵プロセスでたくさんの有効成分をつくり出していくために、栄養が豊富な上、そのバランスにおいても絶妙です。米に不足しがちな必須アミノ酸やビタミン$B_{12}$もたっぷり詰まっているだけではなく、麹菌の働きによって発酵過程で増える植物性乳酸菌や酵母類による整腸作用も見逃せません。想像を超えた大量の微生物が腸の機能を高め、善玉菌を増やして腸内環境をととのえてくれるスーパー食材なのです。味噌の塩気を気にする人もいますが、味噌汁の具材に使う野菜や海藻にはカリウムを含むものが多く、気になる塩気も緩和させてくれるのが、さらにすばらしい点といえるでしょう。

玄米ごはんと味噌汁の組み合わせは、腸をととのえて健康を維持していくための食事としてもっとも理想的といわれるほどですが、最高の美容アイテムでもあるのです。

# 自家製味噌

材料（できあがりの量＝約8kg）
大豆…2kg
麹…3kg
自然海塩…900g

［味噌作りに必要な道具］
分量が入る仕込み用容器（陶器で寸胴タイプがおすすめ）
押しぶた
重石（できあがり重量の3分の1くらいのもの）
漬け物8kg用ビニール袋
焼酎（消毒用）
霧吹き器
和紙またはラップ
新聞紙

＊大豆のつぶし方
・少量のときは、すり鉢に入れ、すりこぎでつぶす。
・大量のときは、厚めのビニール袋に入れ、口を少し開けて、ビニール袋が破れないように空気を逃しながら足で踏んでつぶす。
・もちつき器を使用すると、早くつぶすことができる。

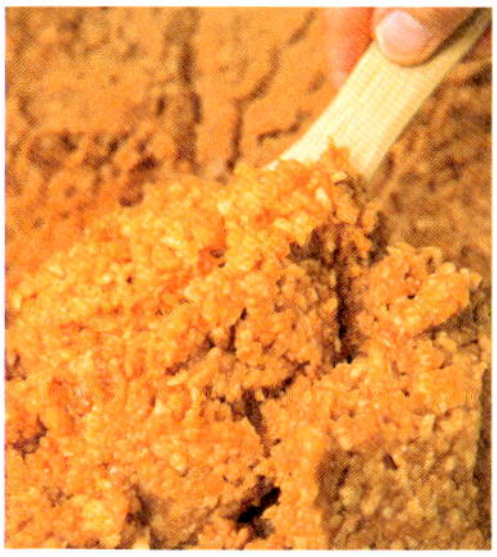

仕込み方
**＜事前にしておくこと＞**
❶ 大豆は洗い、一～二晩たっぷり水につける。
❷ 仕込み用容器、押しぶた、重石は熱湯消毒をする。
❸ 麹はよくほぐし、塩を混ぜ合わせて塩切りをする。
**＜仕込み当日＞**
❶ 水につけてたっぷりと水を吸い、2～3倍にふくれた大豆を大鍋に入れ、大豆がかぶるくらいの水を入れる。
❷ はじめ強火にかけ、その後、ぶくぶくと煮立ってきたら弱火にして4～5時間煮る。このとき、煮汁がつねに豆の上までかぶっているように注意し、少なくなってきたら差し水をするようにする。
❸ 仕込み用容器にビニール袋を広げ入れ、焼酎を入れた霧吹き器で霧を吹いてカビ予防をしておく。
❹ 親指と小指で大豆をつまみ、簡単につぶせるくらいになったら火を止め（圧力鍋を使うと20～30分で豆がやわらかくなります）、ザルに上げる。このとき、煮汁は別にとっておく。
❺ 粗熱がとれて手でさわれるくらいになったら、大豆をしっかりとつぶし*、ほんのりあたたかいうちに事前に塩切りした麹を加え、よく混ぜ合わせる。ときどき④で別にとっておいた煮汁を少しずつ加え、耳たぶくらいのかたさに調節する。
❻ ⑤を丸めてみそ玉を作り、③の容器にすき間ができないよう、打ちつけるようにして詰めていく。すべてを詰め終わったら表面をならし、塩（分量外）をふり入れ、和紙やラップなどで密閉するようにフタをする。さらにビニール袋の口を空気を抜きながら縛る。
❼ ⑥に押しぶたを置き、重石をのせ、その上に新聞紙などの紙でフタをして、仕込みをした日付を書き込んで冷暗所に置く。

**［仕込みから3か月後］**
・発酵具合をチェック！　カビが出ているときは、すみやかに取り除き、カビが付いていたところは、焼酎をしみ込ませた布で拭く。

**［仕込みから5か月後］**
・発酵具合を見て天地返しをし、容器の中の大豆の位置が逆さまになるようにする。

**［食べ頃の見極めポイント］**
・塩がなじみ、味と香りがまろやかになっていたら食べ頃！

**Marie's memo**
・たくさん仕込むときは、プラスチック製の大きな漬け物用桶を用意するとよいです。

もっとスッキリ！
# 簡単ストレッチ

## 【まずは呼吸法！】

カラダのすみずみに酸素をおくることはもちろん、食べたものを燃やしてエネルギーに変えるためにたいせつなのが呼吸です。呼吸が浅ければ、食べたものは不完全燃焼のまま老廃物となり、カラダに蓄積されてしまいます。とくに空気が汚れがちな都心部での生活では、肺は自然に浅い呼吸となってしまうため、積極的に緑の多い場所や空気のきれいな場所に出かけて、意識して深い呼吸をするとよいでしょう。

❶　安定よく座る。足が組める人は、半跏趺坐もしくは結跏趺坐で座り、足を組むのがむずかしい人は椅子に背筋を伸ばして座る。このとき、あごを少し引き、天井から一本の光る棒が降りてくるのをイメージする（棒は頭頂部から入り、首筋、背中、尾てい骨を通って大地へと貫いていくような感じにする）。
❷　カラダがしっかりと固定できたら、鼻から息を吸い込む。胸、おなか、背中へと空気を送るつもりで、思い切り吸い込むのがポイント。
❸　吸い込んだら一瞬息を止め、ゆっくりと鼻もしくは口から吐き出す。ここで意識したいのが、吸うことよりも吐くことに長く時間をかけること。吐ききると自然に吸うことになるため、とにかく吐ききることに注意を向ける。
❹　②〜③を繰り返し、カラダが温かくなるまで10分くらい行う。

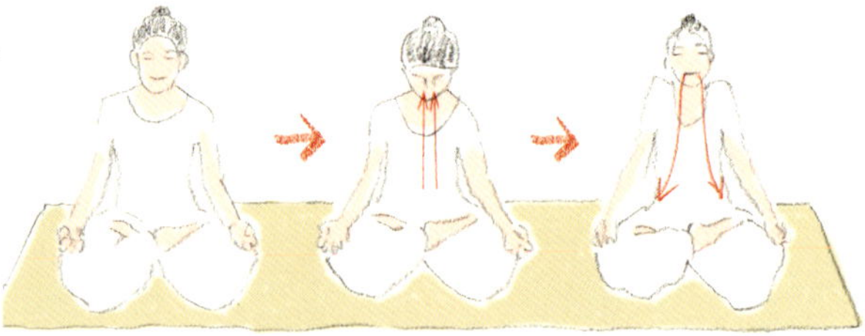

## 【臓器のストレッチ！】

### 胃経のストレッチ——食べ過ぎ、飲み過ぎの人におすすめ！

❶　ヨガマットや長座布団の上に正座をし、足を少し開き、お尻を床に落とします。
❷　両腕のひじでカラダを支えながら、そのまま、ゆっくりと後ろに倒れます。
❸　両手を組んで頭の上方へ伸ばします。

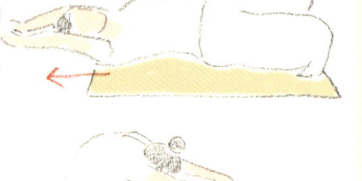

### 膀胱ラインのストレッチ

——下半身に冷え症がある人や頻尿の人におすすめ！

❶　床に座り、両足を前に伸ばし、かかとを立てる。
❷　息を吐きながらカラダを前に倒す。カラダが硬い人は、立ったままで上体を足先に倒し、息を吐きながらカラダの力を抜く。

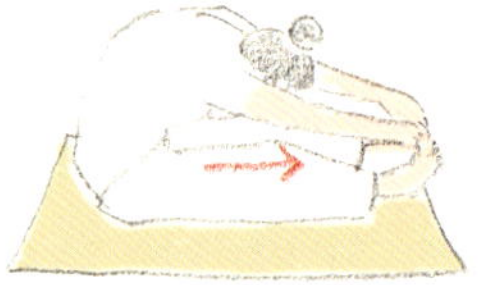

### 肺と乳腺のストレッチ

——肩こりや首のこりがある人や乳がん予防におすすめ！

❶　床に四つん這いになる。
❷　両腕を猫の背伸びのように前に突き出し、お尻を後ろに下げて、肩と脇の下、乳腺ラインを伸ばす。

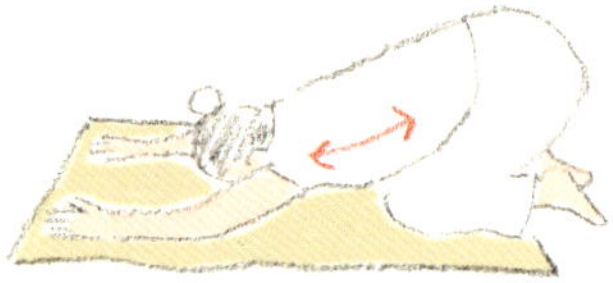

# Thanks to……

広島の自然の中で、志高く、いつも笑顔で無農薬有機栽培の米や野菜を育ててくださる農家の方たち。マクロビオティックの理念でもある身土不二、一物全体を実現可能にできるのは、信頼できる農家の方たちがいてこそ！　私や私の家族の健康も支えてくれるかけがえのない仲間でもあります。

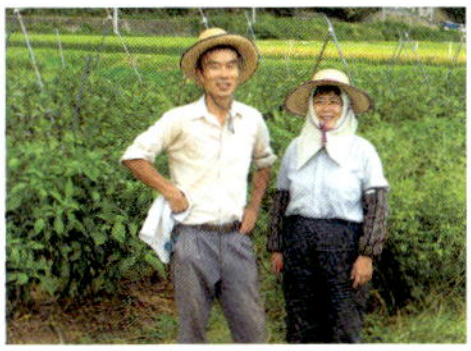

**坂本農場**
坂本重夫さん＆圭子さん
広島県三原市高坂町真良 1015

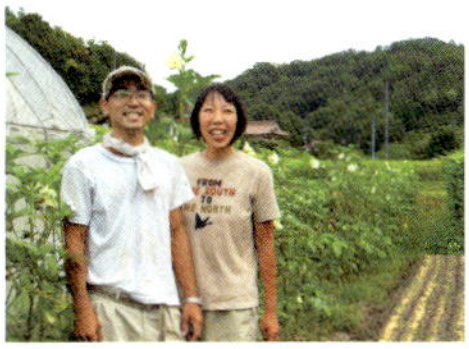


**むささび農園**
北原六地さん＆佳代さん
広島県東広島市志和町志和堀 1627
TEL/FAX 082-433-3061
E-mail:musasabinouen@yahoo.co.jp

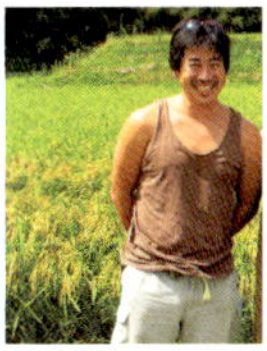

**畑人の森里**
猪上淳さん
広島県三原市
高坂町真良 3081

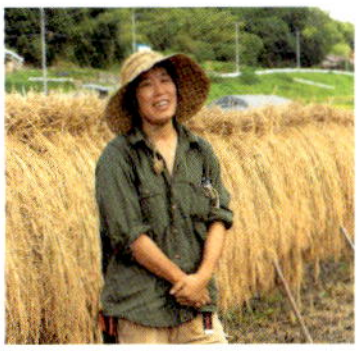

**パンプトン農場**
福島摩耶さん

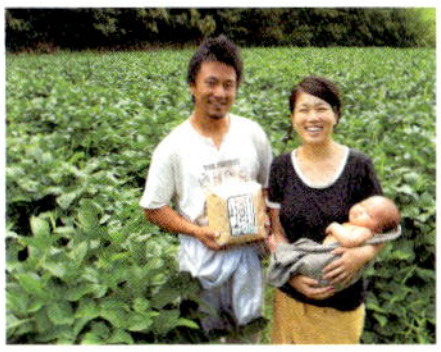

**桜の山農場**
広島県三原市高坂町真良
TEL/FAX 0848-66-1927
ブログ：桜の山農場

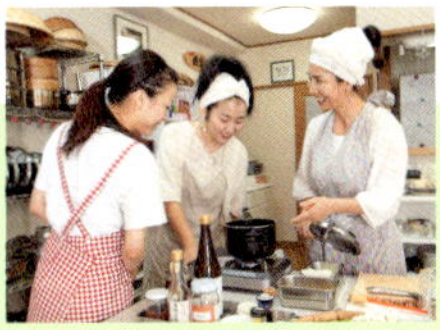

**マクロビオスクッキングスクール**
〒730-0036　広島県広島市中区袋町 4-5-301
Tel/FAX 082-545-3288

【参考文献】
久司道夫著（2004）『マクロビオティック健康法』＜新装改訂版＞日貿出版社
久司道夫著、柿本和子訳（2005）『マクロビオティック健康診断法』日貿出版社
久司道夫著、野口結加訳（2005）『The マクロビオティック：生活習慣病やガンなどの現代病を予防する「食」の総合指針！』マガジンハウス
日本 CI 協会企画・監修、アイシーエム編（2014）『マクロビオティック食材物語』キラジェンヌ

# Epilogue

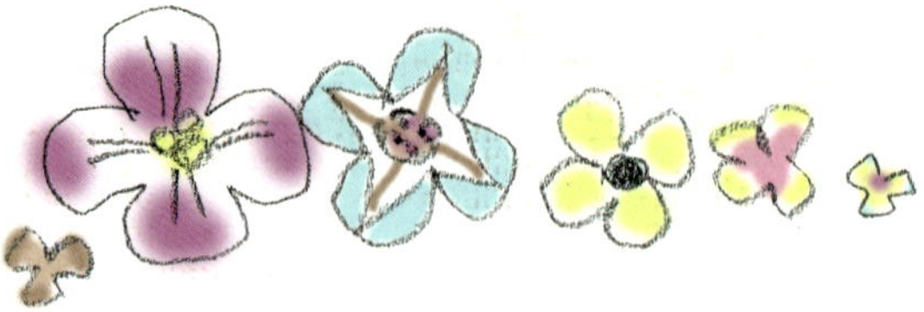

私がマクロビオティックに出会ったのは1997年のこと。「半断食」に参加したことがきっかけでした。大分県に住む友人の上田麻愛さんに誘われ、何もわからないまま参加していたことが懐かしく思い出されます（はじめて私に玄米を食べさせてくれた上田さんには、ただただ感謝！）。この半断食中、恩師である橋本宙八先生の穏やかなお人柄に出会い、「マクロビオティックを実践すると、こんなに穏やかな人柄になれるのかしら」と驚くばかりでしたが、気がつけば、カラダとココロの大掃除のおもしろさに、私はのめり込んでいったのです。

食べものと食べ方を変えるだけで、カラダもココロもこんなに変わるなんて！
スッキリ感がなんとも心地よく、その後の4年間はどこへ行くにも玄米のおむすびを片手に出かけていったものです。さらに半断食を繰り返していくうちにカラダはどんどん軽くなり、頭はスッキリ。毎日がとにかく元気いっぱいでした。不思議なことに、ココロの悩みも消えていたのです。

そして2001年、私が住む広島市に「マクロビオスクッキングスクール」をスタートさせたのです。はじめは「本当に私が料理教室を始めてもいいのだろうか？」と思うこともありましたが、友人たちの力強い後押しと天の助けがあって、すべてがスムーズに進んでいったのです。リマ・クッキングスクールの川内翔保子先生からの学びに始まり、その後の久司道夫先生との出会いに導かれアメリカ・マサチューセッツ州のベケットにあるKI（クシインスティテュート）に通ったことなど、玄米が導くご縁をたどっていくと、いつもステキな出会いがあり、感動と感謝の思いが尽きません。KIで6回ものクラスを無事に卒業できたのは、ニューヨーク在住の野田清美さんのサポートのおかげです。KIには国境を越え、人種を気にすることなく、個性を認め合い、人間性を高め合う関係が満ちあふれていましたが、一緒に学んだ人々はまさに同じ釜の玄米を食べた玄米仲間！　出会えたことは、まさに玄米マジックなのでした。

今はただ尊敬する久司道夫先生と亡きアベリーヌ偕子先生ご夫妻がアメリカに渡り、マクロビオティックを世界に広めてくださったこと、そして、世界中の人々がマクロビオティックを学べる場であるKIに心血をそそがれたことに心から感謝するばかりです。そして、マクロビオスクッキングスクールに学びにきてくださる生徒のみなさんのおかげで、私は今もマクロビオティックを学び続けることができていることは感謝の念にたえません。いつも活動を支えてくれているスタッフの文ちゃん、実和ちゃん、古川さん、川口さん、仁美ちゃん、そして家族のみんなが私の宝物です。

この本をつくるにあたり、筆の遅い私を忍耐強く待ち続け、支えてくださった学陽書房の皆様、カメラマンの沼尻淳子さん、本づくりにかかわってくださったすべての方々に心から感謝申し上げます。さらに撮影でアシスタントをしてくれた実和ちゃんと娘の眞由美にも感謝しています。

そして、読者の皆様、この本を手に取って、最後まで読んでくださり、本当にありがとうございました！

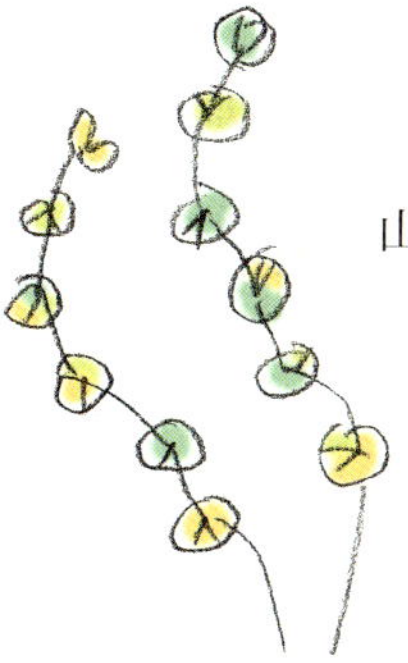

山口眞利枝

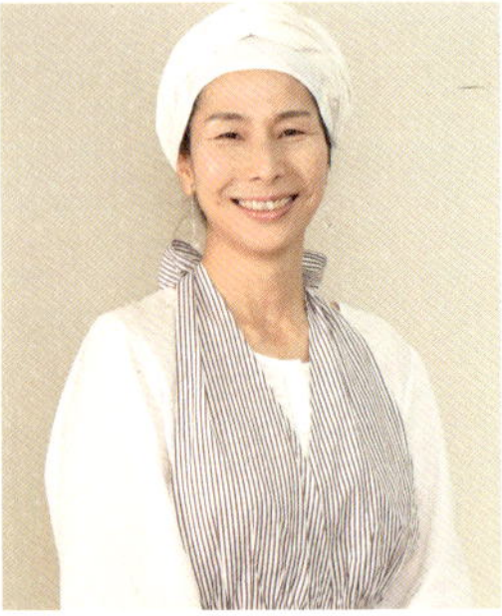


**山口眞利枝**

**マクロビオスクッキングスクール校長＆代表講師**

**日本で２人目のKI認定クシマクロビオティックインストラクター**


1957年広島市生まれ。1997年に半断食に出会ったことをきっかけに「玄米と野菜食」の不思議な魅力を知り、マクロビオティックの実践を本格的に始める。その後、3年間の半断食を繰り返しながら、カラダとココロの変化を楽しみ、「ＫＩＩ」「ＫＩＪ」（日本）、「ＫＩ」（米国）で学ぶ。2000年、広島県にクッキングスクール「風楽」を設立し（2006年に現在の「マクロビオスクッキングスクール」に改名）、料理教室での指導を中心に広島県三原市にある「風楽の里」で半断食指導を行う。また、講演活動をはじめ、保育園、産婦人科、総合病院での調理指導のほか、企業研修や個人の健康カウンセリングなどにも携わりながらマクロビオティックを広める活動を全国区で行っている。


**四季の野菜と玄米でつくる　スッキリ美腸ごはん**

2014年7月11日　初版印刷
2014年7月17日　初版発行

**著　者 ――――― 山口《やまぐち》眞《ま》利《り》枝《え》**

ブックデザイン ―― 笠井亞子
DTP制作 ――――― スタジオトラミーケ
撮　影 ――――― 沼尻淳子
調理アシスタント ― 江川実和、田村眞由美

発行者 ――――― 佐久間重嘉
発行所 ――――― 株式会社 学陽書房
東京都千代田区飯田橋1-9-3　〒102-0072
営業部　TEL03-3261-1111　FAX03-5211-3300
編集部　TEL03-3261-1112　FAX03-5211-3301
振　替　00170-4-84240
印　刷 ――――― 加藤文明社
製　本 ――――― 東京美術紙工





ISBN978-4-313-87143-4　C2077